Maria Kageaki

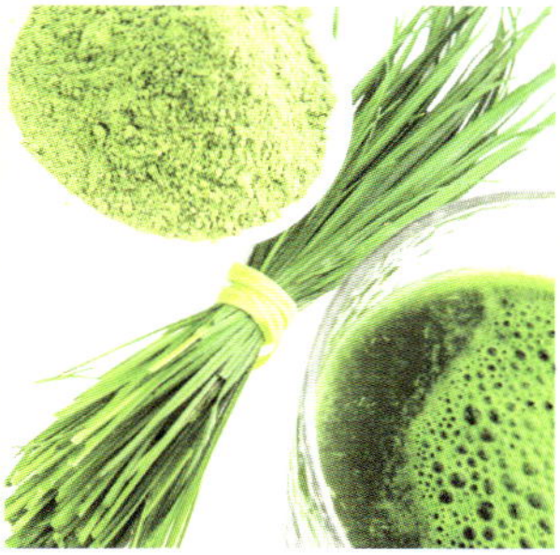

Grassaft: Das grüne Lebenselixier

LICHTKRAFT

Inhalt

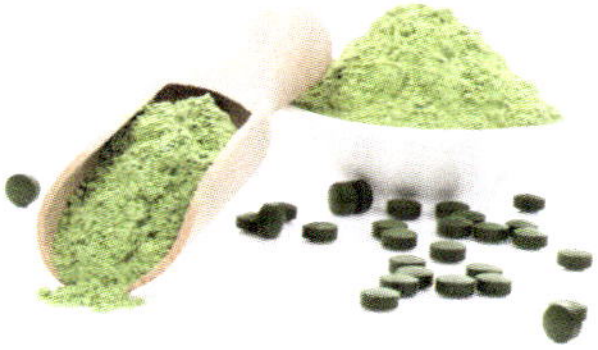

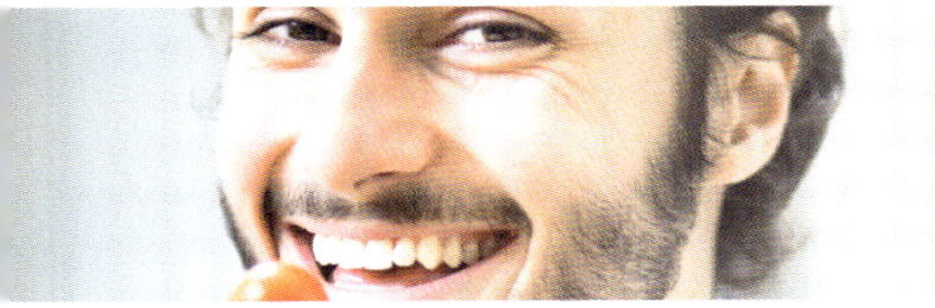

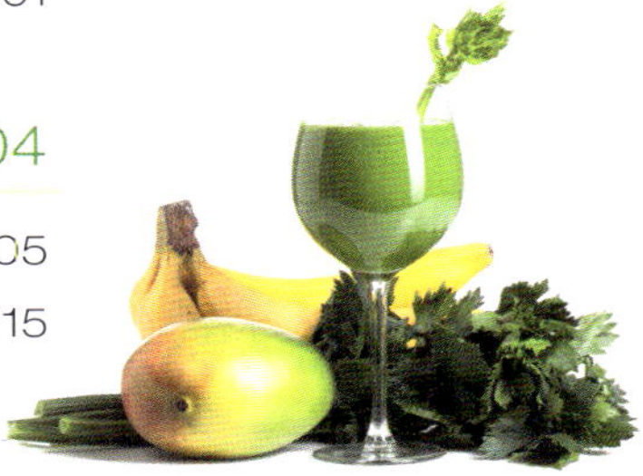

Vorwort

Raus aus der Übersäuerung – mit Grassaft

Als biologisch tätiger Arzt stehe ich nahezu täglich vor der Notwendigkeit, chronisch Kranke unter meinen Patienten auf Ernährungsfehler hinzuweisen. Speziell nach der Untersuchung eines Tropfens ihres Blutes im Dunkelfeldmikroskop wird schnell klar, wie dringend dies ist. Viele sind dauerhaft übersäuert, und das lastet schwer auf ihrer Gesundheit. Genussmittel, Milchprodukte, gesäuerte Limonaden und Kaffee, Weißbrot und Auszugsmehle sowie ungeheure Mengen an Industriezucker und Süßigkeiten fordern ihren Tribut von unserem Körper. Er wird dadurch gezwungen, die aufgenommenen Säuren so schnell wie möglich abzupuffern und der Ausscheidung zuzuführen. Nur so werden lebenserhaltende Stoffwechselabläufe und Organfunktionen nicht gefährdet. Die Ausscheidungsorgane sind aber meist schwer überlastet, und zur Kompensation werden notwendigerweise viele wertvolle Mineralien und Spurenelemente verbraucht und stehen unserem Körper nicht mehr zur Verfügung. Nicht zuletzt dies macht deutlich, dass ein ausgeglichener Säure-Basen-Haushalt, also ein stabiler pH-Wert, für unsere Gesundheit unerlässlich ist. Hier ist der Grassaft ein besonders wertvolles Geschenk der Natur. Er harmonisiert den Säure-Basen-Haushalt und liefert uns reichlich Vitalstoffe, Aminosäuren, Mineralien, Vitamine und Spurenelemente, die für Heilung und Regeneration essenziell sind. Deshalb kann uns eine ausgewogene, an Blattgrün reiche und überwiegend aus vegetarischen Lebensmitteln bestehende Ernährung vor vielen Wohlstandserkrankungen bewahren.

Ein ausgeglichener Säure-Basen-Haushalt ist für unsere Gesundheit unerlässlich.

Dr. med. Gottfried Schöler
Ärztlicher Leiter des M. Horeth-Institutes, Salzburg

Vorwort

Siegeszug des Chlorophylls

Den »Siegeszug« des Chlorophylls miterleben zu dürfen, ist für mich sehr interessant und sehr erfreulich. In unserer von Massenmedien geprägten Welt sind wir täglich einer Vielzahl von Heilsversprechen ausgesetzt. Der Dschungel dessen, was wogegen helfen soll, wird zunehmend dichter. Weitere neue Botschaften zur Erhaltung und Wiederherstellung unserer Gesundheit werden da oftmals gelangweilt oder entnervt verdrängt. Das ist nur allzu verständlich. Denn hätten alle diese Entwicklungen ihre angekündigte gute Wirkung gezeigt, dann würden die Raten der Herz-Kreislauf-Erkrankungen, Allergien, die psychischen Erkrankungen oder auch Krebserkrankungen nicht jährlich dramatisch steigen. Wir werden zwar inzwischen deutlich älter, dafür aber kränker, und dies immer früher: Die Erkrankungen entwickeln sich schneller als unsere Medizin, und der medizinische Fortschritt zeigt sich mehr in Fallzahlen als in den realen Heilungen. Traurige Fakten ...

Sauerstoff und Blattgrün kurbeln den Stoffwechsel der Tiere und Menschen an und ermöglichen ihnen das Leben und Überleben.

Schon in der frühen Neuzeit wurde zu Recht der Ruf »ad fontes«, zu Deutsch »zurück zu den Anfängen, Quellen«, laut. Womit wir beim Chlorophyll, dem Blattgrün sind: Erst die Bildung von Sauerstoff aus Kohlendioxid und Wasser mittels Chlorophyll hat es möglich gemacht, dass vor rund drei Milliarden Jahren tierisches Leben auf unserem Planeten entstehen konnte. Die metabolische Fusion aus Archaea und dem sauerstoffverbrauchenden Mitochondrium ist die Basis unseres menschlichen Stoffwechsels. Blattgrün und Gras haben sich inzwischen als umfassende Lebenselixiere mit zahlreichen Talenten erwiesen. Das hat uns neben der Wissenschaft auch die Erfahrungsmedizin eindrucksvoll vor Augen geführt.
Tilman Fritsch, Bayerisch Gmain

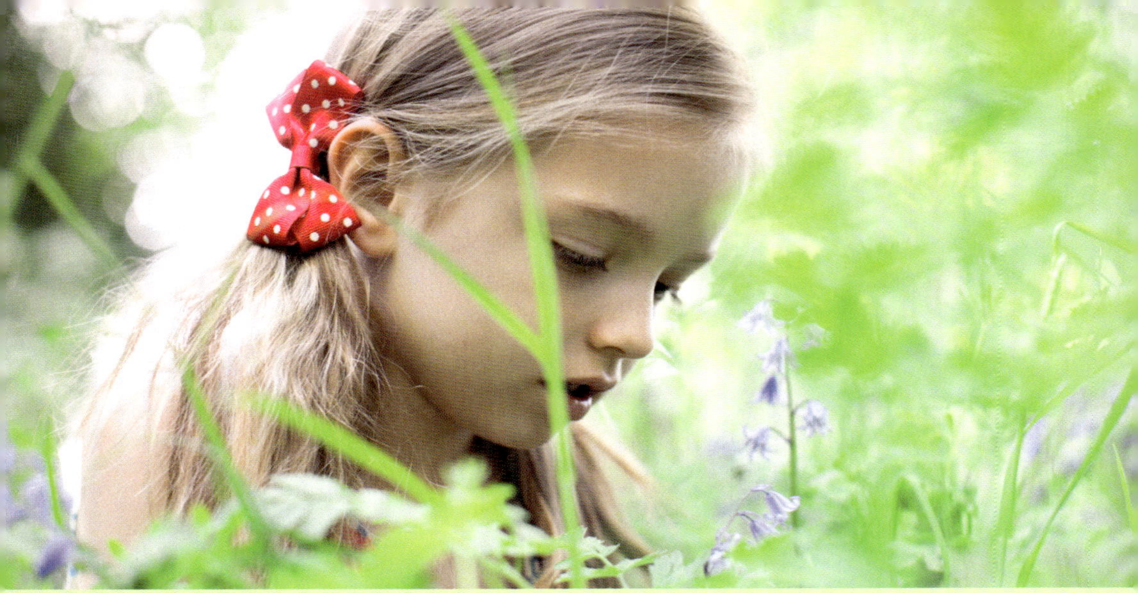

Die Reise ins Grüne

Meine *Reise ins Grüne* begann bereits im Alter von etwa sechs Jahren: Die Leidenschaft für Wildkräuter. Das erste Taschengeld wurde gespart für dicke Wälzer voller Geheimnisse über die Heilkräfte aus der Natur.

Schon als Kind war ich von der Verbindung zwischen Energie und Natur fasziniert.

Ich wollte immer mehr wissen, und als das geheimnisvolle Asien immer mehr in Europa mit rätselhaften Heilweisen, wie der Traditionellen Chinesischen Medizin und Qi Gong bekannt wurde, war mir klar, dass ich einmal nach Asien fahren werde, um aus erster Hand hinter die Geheimnisse zu kommen.

Den wahren Ursachen auf der Spur

Neugierig, ja regelrecht gierig verschlang ich die Bücher über Findhorn, jener Gemeinschaft, die im unwirtlichen Norden Schottlands auf kargem Boden mit ihren sagenhaften Gemüseernten die Welt in Erstaunen brachte. Für mich ist die

Natur voller Geheimnisse, die ich ergründen und erforschen will. Ich erfühle die Dinge – aus dem Bauch heraus. Ich probiere aus, entdecke, dass es funktioniert, und suche dann (meist erst wenn es ein anderer genauer wissen will) nach dem Warum. Ich liebe es, Querverbindungen herzustellen.
Während der Schwangerschaft riet ein befreundeter Biochemiker meiner Mutter, das Kind anders zu ernähren. Meine Mutter konnte mich nicht stillen, wie es häufig vorkam – und so empfahl er ihr, mich mit Mandel- und Gerstenmilch großzuziehen. Später bekam ich viel Frischkost und wenig Kohlenhydrate. Als ich zwei Jahre alt war, war es meiner Familie zu aufwendig, mich mit dieser Extrakost zu versorgen, und es wurde beschlossen, dass ich jetzt mit den anderen mitessen solle. Doch das bekam mir nicht.

Ich lag oft mit Angina, Halsschmerzen und Grippe im Bett, während andere Kinder ihren Spaß hatten, und fragte mich dann: »Warum ich?«

Zweimal hatte ich einen OP-Termin, bei dem die Mandeln entfernt werden sollten. Und beide Male sagte ich ihn dank des Ratschlags meines Vaters ab. Er erzählte mir, dass er in seiner Kindheit riesige Mandeln gehabt habe und dass sich diese mit der Zeit normalisiert hätten. Er war überzeugt, dass sich Dinge ändern können und dass man Diagnosen nicht als unveränderbar hinnehmen müsse. Und ich folgte seinem Beispiel.
Meine Mutter hat mir oft erzählt, dass sie als Kind mit Diphtherie im Krankenhaus war. Damals scheint es eine regelrechte Epidemie gegeben zu haben, die vielen Kindern und Erwachsenen das Leben gekostet hat. Meine Mutter hat täglich ihre Medikamente in den Ausguss geworfen. Sie nahm nichts davon ein. Dass sie gesund das Krankenhaus wieder verlassen konnte, schreibt sie der Tatsache zu, dass sie die Medizin nicht genommen hat. Ich kann mich an Jahrzehnte erinnern, in denen sie gelegentlich zum Arzt ging, weil sie wissen wollte, was sie hatte. Die verordnete Arznei jedoch

nahm sie selten. Erst heute, im Seniorenheim, hat sie sich für die Medikamente entschieden.

Mein Vater war im Krieg in Russland und hat mehrere Explosionen aus nächster Nähe überlebt. Seine linke Hand war davon sehr betroffen, und im Lazarett wurde ihm nahegelegt, sie amputieren zu lassen, da er sie ohnedies nicht mehr gebrauchen könne. Er entschied sich für seine Hand. Wie durch ein Wunder haben sich Handgelenk und Hand wieder regeneriert, und wenn er die Finger auch nicht vollständig strecken und völlig normal belasten konnte, er konnte sie verwenden wie eine normale Hand.

Ich glaube, wenn wir auf der Seelenebene eine Zukunft haben wollen, wird sie sich auch in der Materie realisieren.

Schon allein die Erlebnisse meiner Eltern sind für mich Grund genug gewesen, der Natur und den Selbstheilungskräften des Körpers zu vertrauen.

Menschen, die mir den Weg gezeigt haben

Auf meinem Lebensweg haben mich viele Menschen sehr berührt. Zum Beispiel Frau *Zahnbrecher,* eine Bäuerin aus meinem Ort, bekannt für ihre Gabe, die richtigen Kräuter für Erkrankungen zu finden. Sie beeindruckte mich sehr mit ihrer tiefen Religiosität und liebevollen Bestimmtheit, als weise Kräuterfrau streng nach ihren Prinzipien zu leben. Ich durfte einige Zeit immer wieder von ihren Erfahrungen profitieren, und es prägte mich sehr zu sehen, wie wichtig es ist, sich selbst treu zu bleiben, ständig für die Wahrheit und das Gute einzutreten und mitunter gegen den Strom zu schwimmen. Frau Zahnbrecher hat meinen Arm mit einer Kräutertinktur in zwei Tagen kuriert. Ich hatte an der Schulter so starke Schmerzen, dass ich meinen Arm im 45°-Winkel vom Körper weg halten musste, um die Schmerzen aushalten zu können. Der konsultierte Arzt war ratlos. Ich erkannte, dass die Natur etwas kann, was die Ärzte nicht können.

Eine weitere beeindruckende Station war die Begegnung mit *Dr. med. Leonhard Hochenegg* aus Hall in Tirol. Er war bekannt dafür, dass Schwerkranke aus der ganzen Welt zu ihm pilgerten. Schon mein erster Besuch bei ihm brachte mir einen durchschlagenden Erfolg. Die oft gestauten Lymphen am ganzen Körper waren bereits nach wenigen Tagen durch seine Teemischungen weg. Sehr beeindruckt hat mich seine Frage, was sich in meinem Leben ereignet habe, als die Krankheit ausbrach. Diese psychische oder energetische Komponente war für mich völlig neu.

Ständig auf der Suche nach der ultimativen Gesundheit für mich, entdeckte ich in einem Magazin einen Artikel über Dr. Hochenegg, den Wunderheiler aus Tirol.

Auf der Suche nach energetischen Heilweisen

Ich interessierte mich für die energetischen Heilweisen, ich las Bücher über Geistheilung, lernte Yoga und Tai Chi, Techniken, den Körper mit einfachen Übungen mit Energie aufzuladen. Die Energieströme in unserem Körper, die Meridiane, die unsere Organe nähren, faszinierten mich. Doch ich hatte wieder die Ernährung komplett außer Acht gelassen und aß, wie die meisten Engländer, morgens Cornflakes mit Milch und tagsüber viel Toastbrot. Die Rechnung kam prompt. Im Winter hatte ich eine heftige Erkältung, es rasselte nur so in meiner Lunge beim Atmen. Eine Kräuter-Apotheke in meiner Nähe, die ich aufsuchte, hatte die Lösung. Ich wurde gefragt, ob ich denn Milch trinken würde, weil nämlich Milch verschleimt.

Ich wechselte sofort zu einem gesünderen Frühstück, und das Rasseln in der Lunge ging genauso schnell weg wie es gekommen war. Davon inspiriert, begann ich, mich wieder für Ernährung zu interessieren.

1998 erfuhr ich in England vom Vater meiner Kinder, einem Japaner, von der heilenden Kraft von Salz. Mit Sicherheit haben auch das anschließende ständige Trinken von Sole und die Miniportionen von Salz meine Gesundheit wiederhergestellt. Ich wurde in die Makrobiotik eingeweiht. Die basenreiche Ernährung, Misosuppe zum Frühstück, viel Gemüse aus dem Wok und Reis, vor allem das Weglassen aller industriell gefertigten Nahrungsmittel gaben meiner neu erworbenen Gesundheit den »letzten Schliff«.

Ein mildes subtropisches Klima, Wasser, gelagert im Korallenbett, sehr gute soziale Strukturen, viel Aufenthalt an der Sonne, frische mineralstoffreiche Ernährung und ein frohes Gemüt sind sicher die perfekte Mischung für Langlebigkeit.

Ich ging nach Okinawa, einer japanischen Insel im Süden des Inselstaates. Okinawa ist bekannt für seine vielen Hundertjährigen, die dort leben. Ich erlernte TAIYODO (der Weg der Sonne) – eine Mischung aus Tai Chi und Yoga –, das wir jeden Morgen bei Sonnenaufgang praktizierten. Dabei machte ich die Erfahrung, wie essenziell die Wirkung von Energie auf den Körper und wie wichtig unser persönliches Energiefeld für unsere Gesundheit sind. Ich stellte meine Ernährung auf vegan (tierisch eiweißfrei) um. Bei jeder Veränderung konnte ich einen sprunghaften Anstieg meiner Vitalität und Leistung feststellen.

Fit for Life

Ein Thema war immer noch da: die Müdigkeit nach dem Essen. Als ich bereits zwei Töchter hatte, stellte ich fest, dass ich gerade nach dem Mittagessen eher für Siesta als für Spielen geeignet war. Ich brauchte also eine Lösung, die mich immer fit sein ließe. Am Anfang meiner dritten Schwangerschaft konnte ich plötzlich nichts mehr trinken. Jede Flüssigkeit, ob Tee, Saft oder Wasser, wollte sofort wieder retour. Schon einige Zeit vorher hatte ich das Gefühl, das Buch »Fit for Life« von *Harvey Diamond* könnte mein Leben verändern. Gerade aus diesem Grund wollte ich es zunächst nicht lesen, weil ich nicht wusste, welche Bereiche sich verändern würden. Doch jetzt brauchte ich eine Veränderung. Die im Buch vorgestellte Rohkost leuchtete mir ein. Wenn ich konzentrierte Nahrungsmittel wie Brot und Nudeln vermeiden und z. B. ein paar Pfirsiche essen würde, bräuchte ich nichts zu trinken. Ich setzte diese Einsicht sofort um und war begeistert. In dem Buch stand auch, dass die Verdauung am meisten Energie brauchen würde, und wenn ich etwas Leichtes essen würde, dann hätte ich nach dem Essen auch genügend Energie. Das war der Punkt, der mein Leben verändern sollte. Ich stellte meine Ernährung auf Rohkost um. Jetzt wollte ich mehr darüber wissen und schrieb mich daher im *Fit for Life College* in Amerika für einen Fernlehrgang zum Gesundheitspraktiker ein, ähnlich dem *Fit for Life Kolleg* in Deutschland. Zwei Jahre lang dokumentierte ich täglich für mich und meine drei Töchter, was wir gegessen haben und wie sich dies auf unser Befinden auswirkte. Die Rohkost allein mit Früchten und Gemüsen war nicht das Nonplusultra. Ich fühlte mich zu Grünpflanzen hingezogen und sammelte mit Begeisterung Wildkräuter, vor allem den geliebten Löwenzahn. Ich aß mit Begeisterung Löwenzahnsalat und stellte Saftkombinationen zusammen. Zurückblickend kann ich sagen, mit der Entdeckung der Grassäfte, vor allem der Säfte aus Grassaftpulver, ist eine vorher nie gekannte Stabilität eingekehrt. Jetzt hatte ich Energie zum Bäumeausreißen und war 24 Stunden einsatzbereit. Mit fünf Kindern, alleinerziehend und selbstständig, ist es wichtig, immer fit und vital zu sein. Ich bin ruhig und gelassen und habe auch nach dem Essen noch genügend Energie.

Schnell fand ich heraus, welche Nahrungsmittel für wen geeignet waren, und dass es die pauschal ***richtige Ernährung für alle*** nicht geben kann.

Maria Kageaki

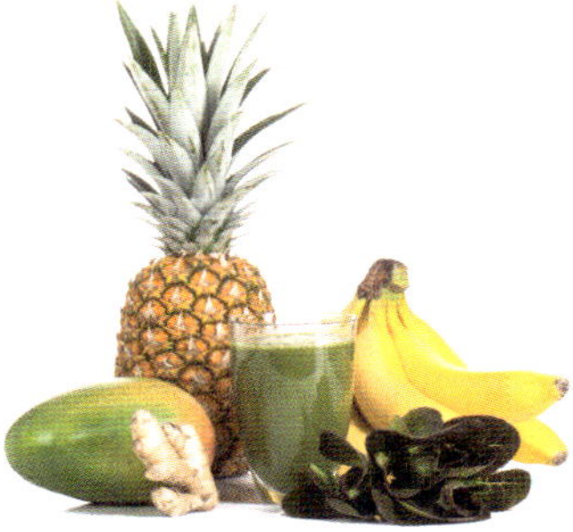

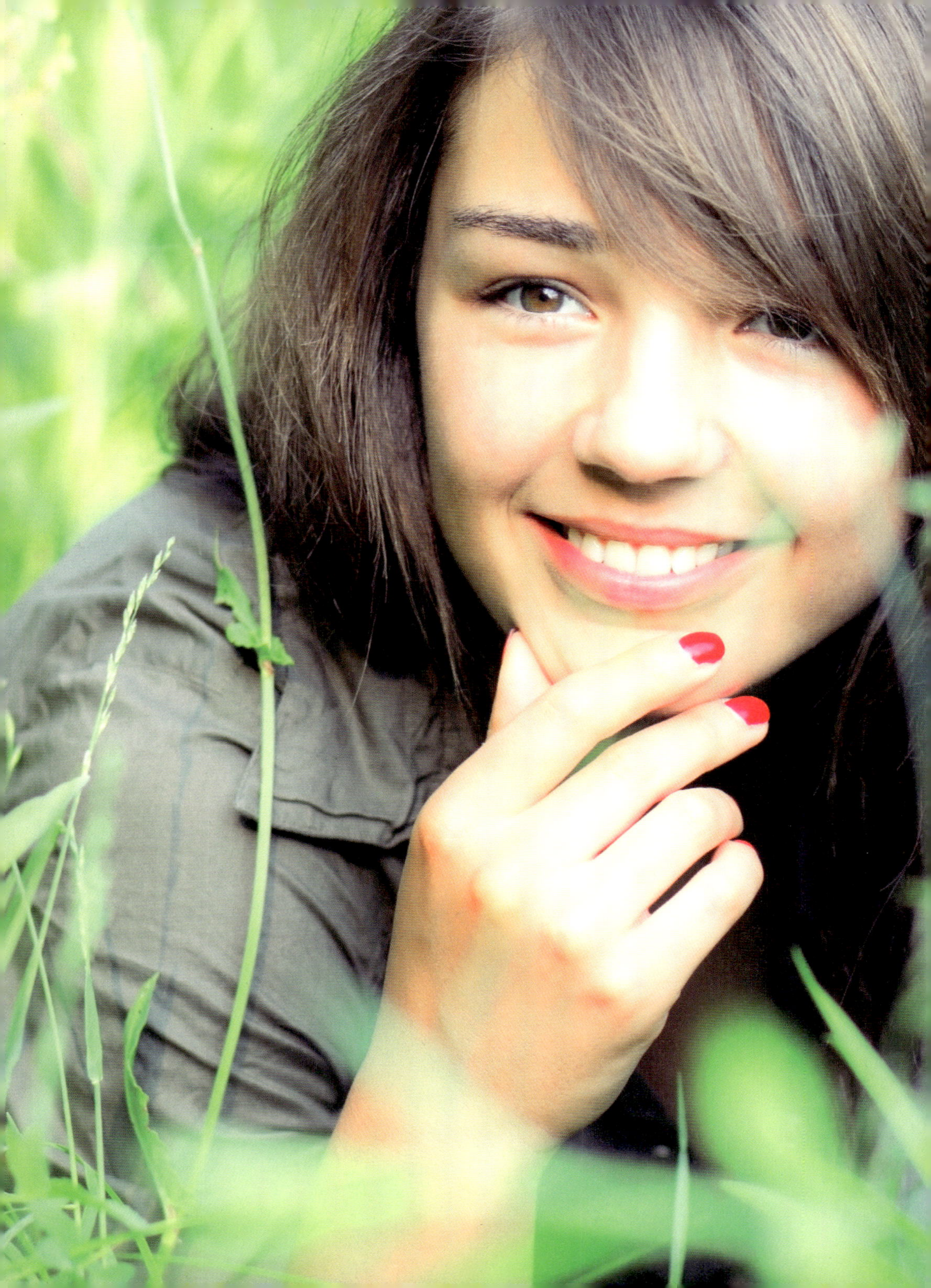

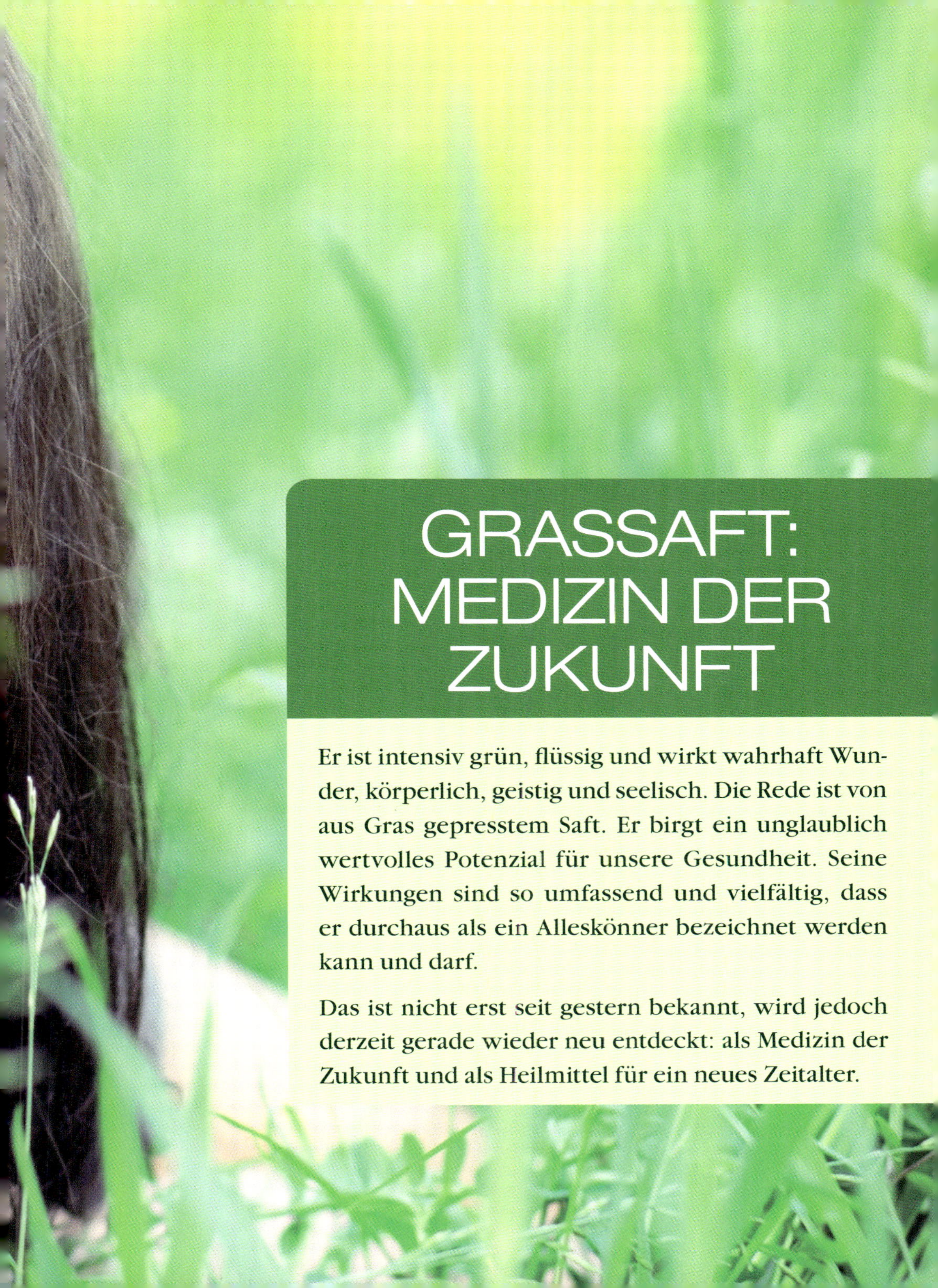

GRASSAFT: MEDIZIN DER ZUKUNFT

Er ist intensiv grün, flüssig und wirkt wahrhaft Wunder, körperlich, geistig und seelisch. Die Rede ist von aus Gras gepresstem Saft. Er birgt ein unglaublich wertvolles Potenzial für unsere Gesundheit. Seine Wirkungen sind so umfassend und vielfältig, dass er durchaus als ein Alleskönner bezeichnet werden kann und darf.

Das ist nicht erst seit gestern bekannt, wird jedoch derzeit gerade wieder neu entdeckt: als Medizin der Zukunft und als Heilmittel für ein neues Zeitalter.

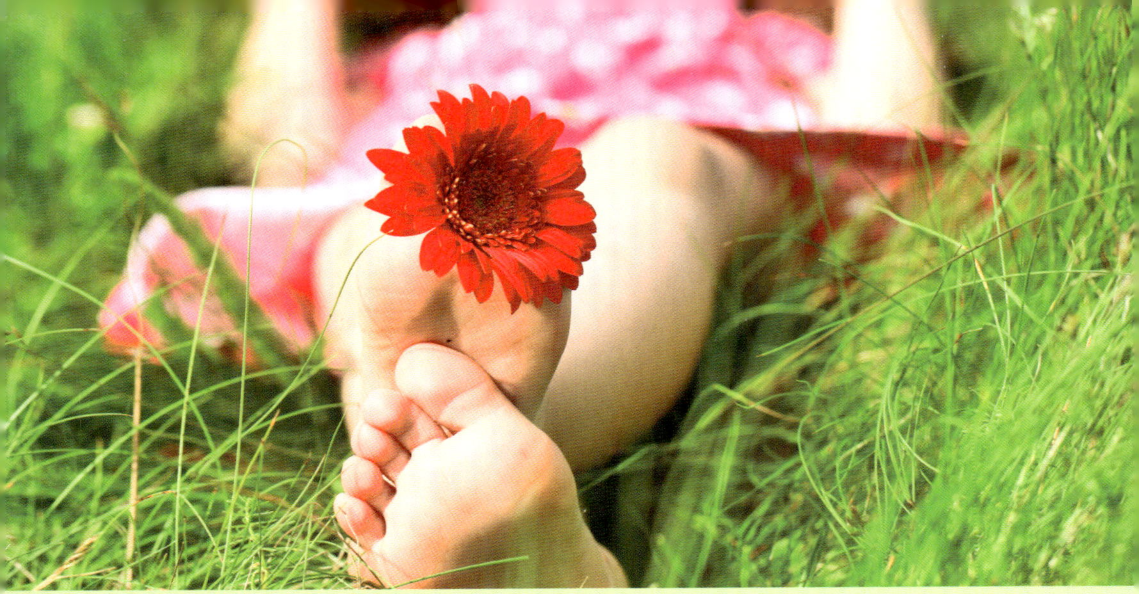

Das grüne Lebenselixier

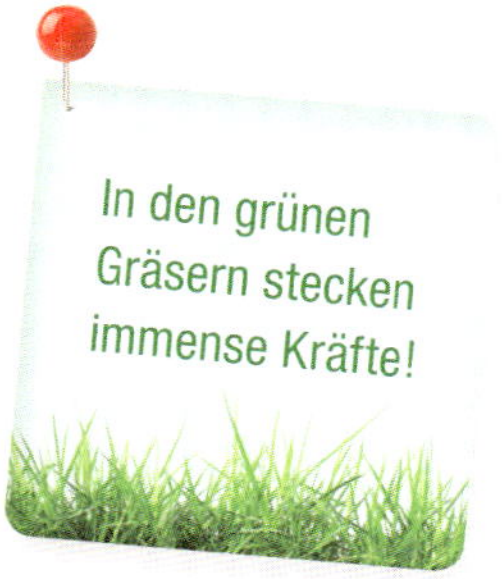

Unsere Gesundheit liegt uns tatsächlich im wahrsten Sinn des Wortes zu Füßen. Nämlich im Gras, auf das wir schon oft und meistens achtlos getreten sind. In seinen unscheinbaren Blättern sind immens viele heilsame Kräfte gespeichert, die nur darauf warten, für unsere Gesundheit aktiv zu werden. Grassaft wird inzwischen vielfach als »Superfood« bezeichnet. Doch er ist viel mehr als nur ein super Nahrungsmittel mit einer großen Vielfalt an Vitaminen, Mineralien, Spurenelementen, Aminosäuren und anderen Vitalstoffen. Grassaft ist ein regelrechtes Lebenselixier mit ungeahnten Heilstoffen. Es birgt ein enormes Potenzial in sich – sowohl zur Erhaltung wie zur Wiederherstellung unserer Gesundheit. Das habe ich inzwischen in meiner Praxis oft erlebt. An diesen beeindruckenden Erfahrungen möchte ich Sie mit diesem Buch ein wenig teilhaben lassen. Deshalb will ich Ihnen einige Erfolgsgeschichten vorstellen.

Grassaft erweckt Sie zu neuem Leben

Eines sollten Sie vorweg wissen: Grassaft krempelt Ihr Leben um, und zwar auf sehr positive Weise. Viele Menschen, die ihn regelmäßig trinken, fühlen sich wie neugeboren und haben das Gefühl, ein neues Leben würde beginnen. Ein Leben mit neu erweckter Vitalität und Kraft. Einige sprechen auch davon, dass Grassaft ihr Leben gerettet habe. Denn Grassaft, die grüne Lichtkraft, bewirkt enorm viel Positives im Leben – ohne dass Sie Ihre Ernährung und Lebensweise komplett umstellen müssen. Sie werden davon so begeistert sein, dass Sie diese »neue Gesundheit« geschenkt bekommen haben, und Sie werden vielleicht auch nach und nach Ihre Ernährung optimieren wollen.

Ein völlig neues Lebensgefühl, geistige und körperliche Frische, Vitalität und Kraft – all das kann Grassaft bewirken.

Grassaft verstärkt die Heilkräfte

Grassaft vervielfältigt und potenziert die Heilwirkung jeglicher Heilverfahren. Deshalb lässt er sich sehr gut mit anderen Heilmitteln kombinieren. So ist der Saft beispielsweise

Das eigene Potenzial nutzen

Für unseren Körper ist Grassaft wie ein rettender Regenguss nach jahrzehntelanger Dürre in der Wüste. Genauso wie der erste Regen nur die Oberfläche des staubtrockenen Erdbodens benetzt, verleiht das erste Glas Grassaft unserem Körper nur eine Ahnung davon, was noch kommen kann. Denn was wäre, wenn es in der Wüste nicht nur einmal pro Jahr, sondern tagtäglich ein oder zwei Stunden regnen würde? Ein Paradies würde entstehen. Alles, was dafür nötig ist, schlummert im trockenen Sandboden. Erst der Regen weckt die Wüste auf und bringt ihr Potenzial zum Vorschein. Wecken und nutzen Sie daher Ihr eigenes Potenzial! [1]

eine sehr gute Vorbereitung und Begleitung zum optimalen Einsatz von natürlichen Heilmethoden. Beim Einsatz von chemischen Medikamenten sollten Sie wissen, dass die zeitgleiche Einnahme von Grassaft einen Teil der Chemie neutralisiert und sich somit die vollständige Wirkung des Medikaments nicht entfalten kann. Dennoch sollte Grassaft eingenommen werden, allerdings zeitversetzt, da er dem Körper wertvolle Unterstützung bei seiner Regenerierung gibt und dessen Selbstheilungskräfte stärkt. Deshalb empfiehlt sich Grassaft auch als Heilmittel nach zellschädigender Bestrahlung, etwa nach der Behandlung bei Krebserkrankungen.

Wie Grassaft wirkt, wie er uns heilt, regeneriert und wandelt, darum geht es im nächsten Kapitel.

Grassaft verleiht Ihnen Flügel

Bevor wir zu den körperlichen Wirkungen kommen, möchte ich Ihnen zeigen, wie Grassaft Ihr emotionales Potenzial weckt; denn er birgt ungeahnte Kräfte, die auch unsere Seele und unseren Geist enorm bereichern.

Er wirkt direkt, grob- wie feinstofflich, auf unser Herz und unsere Herzensqualitäten. Doch Grassaft stärkt noch auf andere und vielfältige Weise unser Wohlbefinden. Denn er aktiviert beinahe unvorstellbare Kräfte in uns und verleiht uns ein immenses Durchhaltevermögen bei unseren Aufgaben und Anforderungen. Mit seinen aktivierenden Impulsen setzt er Dinge in Gang, von denen wir bislang keine Vorstellung hatten. Dank Grassaft handeln wir wieder mit Begeisterung. Er wirkt wie der Tau, der im Sommer den durstigen Pflanzen in den Morgenstunden Erfrischung spendet. Er vernetzt uns wieder. Wir werden erinnert an die eigentliche Mission in diesem Leben. Diese Erfahrung durften bereits viele Menschen machen.

Vom Grassaft wachgeküsst

Das wunderbare Blattgrün gibt uns wieder die Kraft, unsere Projekte strukturiert durchzudenken, sie in die Tat umzusetzen und unsere Aufgaben auf diese Weise erfolgreich zum Ziel zu bringen und sie zu verwirklichen. Denn was uns Grassaft vermittelt, sowohl auf körperlicher wie geistiger und seelischer Ebene, ist die Botschaft: »Wir schaffen das!« So gibt er unseren Zellen Kraft und Mut, Reparaturvorgänge zu starten. In dem Moment, in dem wir unserem Körper regelmäßig Grassaft zuführen, bekommen wir Zündstoffe, die immer wieder neue, schlafende, stillgelegte körperliche, geistige und seelische Areale aktivieren.

Der Körper bekommt die Botschaft: »Ja, ich habe jetzt ein Ziel erkannt, und nun geht es mit voller Kraft voraus.« Anders ausgedrückt: Grassaft legt ein Lauffeuer, das durch den Körper geht und signalisiert: »Jetzt geht es los! Alles aufwachen! Der lang ersehnte Zeitpunkt ist endlich da!«

So wachen alle Zellen aus ihrem Dornröschenschlaf auf: benetzt und wachgeküsst von der Lebenskraft des Grassaftes.

Grün ist, was Hoffnung in sich trägt

Alles im grünen Bereich? Hoffentlich und ganz wortwörtlich genommen! Denn »wenn du viel Grünes in dir hast«, so formulierte es einmal jemand, »dann ist dein Körper rein.«

Grün ist unser Zentrum

Die Mitte des Farbspektrums ist der zentrale Ausgleichspunkt. Während die Randbereiche des Regenbogenspektrums gezielte Gruppen in unserem Körper aktivieren, berührt Grün immer die Mitte: es regeneriert und aktiviert die zentralen Bereiche. Es betrifft genau die lebenserhaltenden Bereiche – die Punkte, von denen alles ausgeht, die alles steuern.

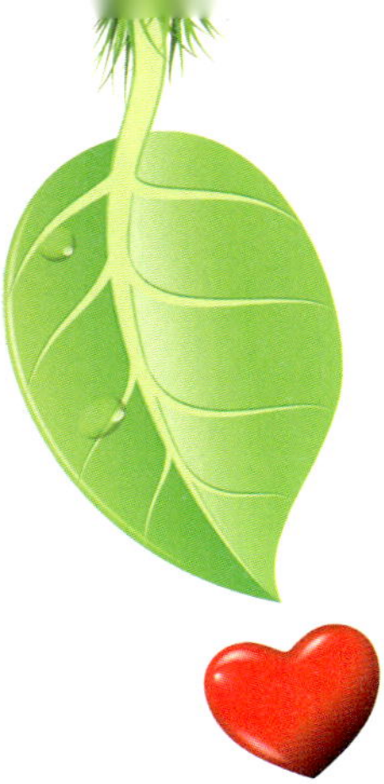

Grün ist der Meisterreiniger. Er benetzt die Zellen mit seinen Nährstoffen wie der Tau, der die ausgetrocknete Wüste benetzt und den ausgehungerten Pflanzen Leben spendet.
Grün ist zudem Liebe pur: die Herzensenergie, die Liebe der Natur zu uns Menschen und zu Tieren. So hat das Herzchakra in den östlichen Philosophien auch die Farbe Grün. Die Komplementärfarbe dazu – wie dies bereits Goethe in seiner Farbenlehre ausführte – ist Rot. Rot bedeutet das Herz, die Liebe, die Aktivität, Energie und Lebenskraft.
Grün und Rot stellen also ein Ganzes dar, sie sind ein »Team«. So verwundert es nicht, dass Chlorophyll, der grüne Pflanzenfarbstoff, und Hämoglobin, der rote Blutfarbstoff, sich in ihrer Struktur wie Zwillinge gleichen.

Ein Leben in Liebe

So erinnert Grassaft uns und unseren Körper an den Ursprung, an die Quelle und an das, wie das Leben eigentlich sein sollte: an ein Leben in Liebe. Zuallererst an ein Leben in Liebe mit uns selbst. Das ist die Basis für ein Leben in Liebe mit der Natur, den Menschen, den Tieren und natürlich den Pflanzen, und diese Liebe bedeutet ein Leben in (gegenseitiger) Achtsamkeit und im Respekt für die Einzigartigkeit der anderen.

Die Grassäfte schenken dem Körper eine tiefe Befriedigung auf Zellebene. Die Essenz des Pflanzenreiches ist es, die unserem Körper Leben schenkt.

Wirksame Hilfe gegen Burn-out

Tendiert jemand in Richtung Burn-out, ist dringend sofortiges Handeln angesagt. Viele, auch hervorragende Ansätze in der Burn-out-Prävention und -Behandlung haben dabei allerdings einen ausschließlich psychologischen Hintergrund. Dabei bleibt jedoch oft die Tatsache unbeachtet, dass es extrem wichtig ist, den Körper gerade in dieser Situation bestmöglich mit wertvollen Nährstoffen zu unterstützen. Deshalb setze ich zur Vorbeugung eines Burn-out bereits seit Jahren die Grassäfte ein – mit stets großem Erfolg.

Oft ist es bereits *5 vor 12*

Bei vielen meiner Burn-out-Klienten war es buchstäblich bereits *fünf vor zwölf.* Ihr ständiger Stress und das Gefühl, selbst nichts mehr ändern zu können, hatten sich bei ihnen bis ins Unerträgliche gesteigert. Sie besaßen kaum noch Energie, sich um sich selbst zu kümmern. »Ich funktioniere nur noch, lebe aber nicht mehr«, ist eine Aussage, die ich oft zu hören bekomme. Dazu gesellen sich permanente Müdigkeit, der komplette Verlust an Lebensfreude sowie massive Schlafstörungen. Weitere häufige Symptome sind Nervosität, Gereiztheit und Verdauungsprobleme. Dies ist dann allerhöchste Zeit, die gefährliche Spirale zu stoppen und etwas zu ändern. Hier hilft Grassaft, dreimal täglich ein bis zwei Teelöffel Grassaftpulver auf 250 ml stilles Wasser.
Bereits nach zwei Tagen sind damit die meisten der genannten Symptome erheblich gebessert. Der Schlaf ist wieder ungestört und erholsam, entsprechend herrscht tagsüber mehr Energie und Lust auf Leben sowie ein neues Gefühl von Gesundheit. Meist fassen die Patienten neuen Mut und bekommen wortwörtlich wieder Appetit auf ihr Leben. Mit dem Grassaft steigert sich plötzlich wieder ihr Energiepotenzial so weit, dass sie wieder auf sich selbst und ihre Gesundheit achten und bereit sind, ihre Lebensumstände zu verbessern. Das Leben macht ihnen wieder rundum Freude. Zusätzlich setze ich ätherische Öle ein und gebe viele Tipps, wie sie ihr Leben besser gestalten können und eine positive Sicht für die Zukunft bekommen können. Die Basis der Behandlung sind jedoch immer die Grassäfte.

Die Inhaltsstoffe des Grassaftes neutralisieren die stressrelevanten Säuren. Sobald die Chlorophyll-Säfte die Säuren nicht mehr binden, melden sich erneut die Symptome.

Was Grassaft alles verbessern kann

Weltweit wurden mit Grassaft zahlreiche positive Erfahrungen gesammelt – sowohl von Anwendern und Ärzten als auch von Wissenschaftlern, was in Studien belegt werden konnte. Sie zeigen, dass der Alleskönner Grassaft bei sehr vielen Erkrankungen eine deutliche Linderung der Beschwerden bewirkt. Dies sind zum Beispiel:

- Allergien
- Arthritis
- Asthma
- Blasenbeschwerden
- Blutarmut (Anämie)
- Bluthochdruck
- Burn-out
- Chronische Müdigkeit
- Depressionen
- Dickdarm-entzündungen
- Entgiftung
- Erschöpfung
- Fettsucht
- Gelenkbeschwerden
- Geschwüre
- Gicht
- Hautprobleme
- Herzkrankheiten
- Hirnleistungs-störungen
- Konzentrations-schwäche
- Krebs
- Kreislaufprobleme
- Leberschäden
- Lungenerkrankungen
- Magenschleimhaut-entzündung
- Migräne
- Mundgeruch
- Nasennebenhöhlen-infekte
- Ohrenerkrankungen
- Pilzinfektionen
- Schilddrüsen-erkrankungen
- Schlechte Wundheilung
- Schwermetall-vergiftung
- Übergewicht
- Verdauungsstörungen
- Verstopfung
- Verwirrtheit
- Zahnfleischprobleme

Erfolgsgeschichten

»Ich bin über fünfzig und selbstständig. Viele Jahre stand ich unter extremem Stress – das war für mich eine immer unerträglichere Situation. Zudem konnte ich kaum mehr eine Nacht durchschlafen, lag wach da und habe mir über alles Mögliche und große Sorgen gemacht. Einige Ärzte, die ich konsultierte, sagten, dass ich kurz vor einem totalen Burn-out sei. Helfen aber konnten sie mir nicht.« Johannes*

* Die Namen wurden geändert, um die Identität der Betroffenen zu wahren.

Grassaft hält Gelenke und Zähne gesund

In meiner Praxis berate ich auch Zahn- und Gelenkerkrankungen. Diese beiden Bereiche bilden insofern eine Einheit, da beide Bereiche eine hohe Konzentration von Mineralien enthalten und vom Säure-Basen-Haushalt direkt betroffen sind. Grassaft ist ganz hervorragend für die Wiederherstellung und Erhaltung der Gesundheit von Zähnen und Gelenken geeignet. Bei Erkrankungen von Zähnen und Gelenken benötigen wir daher ganz besonders die Fülle der in ihm enthaltenen Mineralien und Spurenelemente.

So bringen die Grassäfte bei Zahnbeschwerden und Entzündungen im Kieferbereich schnelle Besserung. Langsam getrunken, vorher noch den Mundraum damit gespült, wirken die Säfte hier bereits wie ein Basenbad für den Mundraum. Entzündungen in den Gelenken klingen mit den Grassäften als Basismittel ebenfalls viel schneller ab. Bei Arthritis in den Händen oder in anderen Gelenken bringen die ausgleichenden grünen Säfte, regelmäßig getrunken, ebenfalls eine stetige Erleichterung.

Die Fülle an Mineralien und Spurenelementen, insbesondere das in Grassaft enthaltene natürliche Bor, stärkt die Zähne.

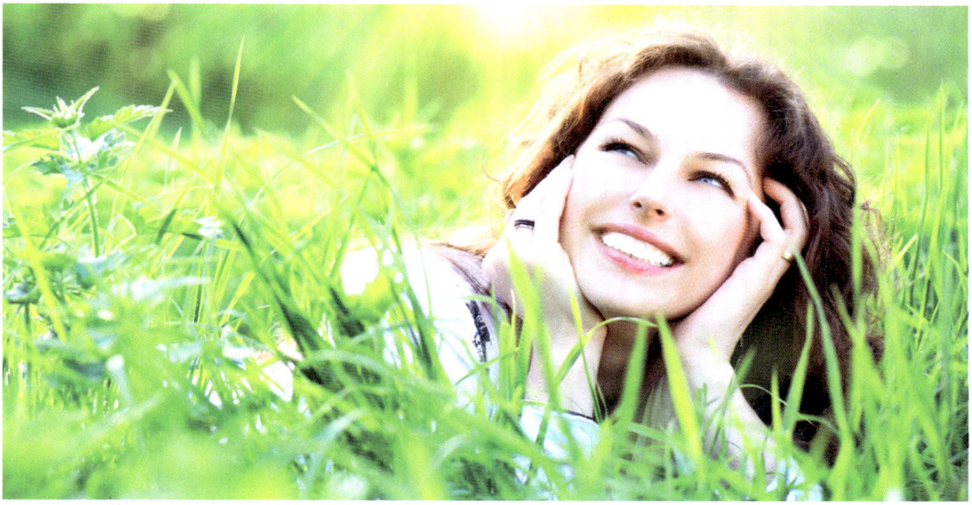

Grassaft behebt Eisenmangel

Grassaft hat einen beachtlich hohen Gehalt an Eisen. Deshalb ist er auch sehr gut geeignet, Eisenmangel wirksam und nachhaltig zu beheben. Zusammen mit täglich grünen Smoothies und tagsüber ausreichend Früchten und Gemüsen kann Grassaft die Eisenversorgung ganz erheblich optimieren.

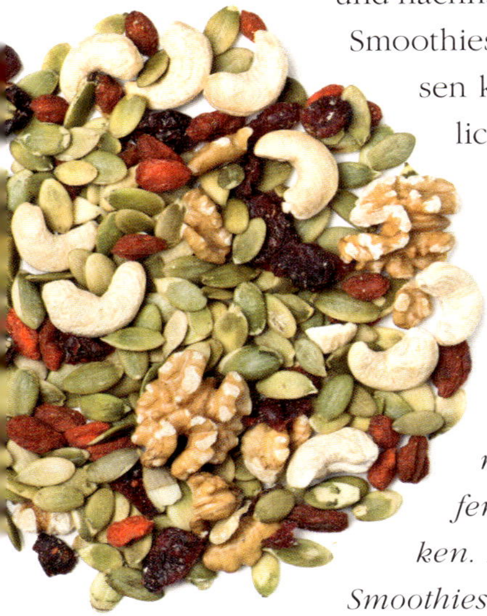

Vor allem wegen ihrer wertvollen Fette sollten Sie Nüsse und Samen fest in Ihren Speiseplan integrieren.

Erfolgsgeschichten

»Ich bin selbstständig und sitze sehr viel am Schreibtisch. Seit vielen Jahren leide ich unter einem starken Eisenmangel. Ich war immer sehr blass und immer müde. Oft musste ich bereits um 20 Uhr gegen das Einschlafen ankämpfen. Meine Leistungsfähigkeit war gegen null gesunken. Da habe ich auf Empfehlung begonnen, grüne Smoothies zu trinken. Bereist nach sechs Wochen war mein Eisenmangel komplett behoben. Die grünen Smoothies habe ich natürlich beibehalten. Ich trinke sie nach wie vor jeden Tag. Fazit nach einem Jahr: Bei mir gibt es keinen Eisenmangel mehr. Ich habe wieder eine schöne rosige Gesichtsfarbe, und ich bin fit und vital bis spät in die Abendstunden hinein.« **Siegrid***

Grassaft schützt Herz und Blutgefäße

Menschen, die regelmäßig Grassaft einnehmen, können damit auch ihre Herz-Kreislauf-Gesundheit nachhaltig stabilisieren und verbessern. Schlaganfall und Herzinfarkt rücken damit in weite Ferne ... Denn das grüne Lebenselixier setzt auf vielen Ebenen gleichzeitig seine Hebel zum Schutz von Herz- und Blutgefäßen an.

Grassaft

- Senkt zu hohen Blutdruck
- Verbessert die Fließeigenschaften des Blutes
- Reguliert den Blutzuckerspiegel
- Hält die Gefäßwände elastisch und gesund
- Optimiert die Blutfettwerte
- Stärkt die Leistungskraft des Herzens

Wer regelmäßig Grassaft trinkt, kann einiges an Blutdruck- und Cholesterinsenkern sowie Blutverdünnern und was sonst noch alles im Dienst der Herz- und Kreislauf-Gesundheit verordnet wird, vermeiden. Dass Grassaft die Gesundheit erhält und vor allem Herz und Blutgefäße stärkt, liegt vor allem daran, dass er den Gehalt an schädlichen Blutfetten deutlich senkt. Darüber hinaus minimiert Grassaft die fatalen Wirkungen freier Radikale in unserem Organismus. Besagte Effekte wurden auch durch eine Reihe wissenschaftlicher Studien belegt. So konnten US-amerikanische Forscher nachweisen, dass das tägliche Trinken von Grassaft bereits nach vier Wochen den Cholesterinspiegel deutlich senkt. Das Gleiche ließ sich bei den LDL-Cholesterin-Werten, dem schädlichen Cholesterin, feststellen.

Grassäfte halten Herz und Blutgefäße jung.

Grassaft schenkt uns neues Blut

Grassaft stimuliert auch die Blutbildung, denn er fördert die Entwicklung der roten Blutkörperchen, der Erythrozyten. Bei Versuchen wurde festgestellt, dass bei gleichzeitiger Gabe von Eisen und Chlorophyll die Anzahl roter Blutkörperchen schneller ansteigt als bei der Gabe von Eisen allein. Dieser erstaunliche Befund ist darin begründet, dass das Blattgrün eine Basis schafft, damit im Körper Hämoglobin, der rote Blutfarbstoff, gebildet werden kann. So trägt Chlorophyll dazu bei, dass alle Zellen unseres Körpers mit ausreichend Sauerstoff versorgt werden und so stets ausreichend Energie geliefert bekommen.

Das Chlorophyll bewirkt einen Anstieg der roten Blutkörperchen in unserem Körper und somit eine bessere Sauerstoffversorgung unseres Körpers.

Chlorophyll und Hämoglobin

Bereits im 19. Jahrhundert ist man auf die chemische Ähnlichkeit von Chlorophyll, dem grünen Pflanzenfarbstoff, und Hämoglobin, dem roten Blutfarbstoff, aufmerksam geworden. Die beiden werden deshalb oft auch als chemische Zwillinge bezeichnet. Es gibt nur einen kleinen Unterschied: Chlorophyll hat ein Magnesiumion als Zentralion und Hämoglobin ein Eisenion im Zentrum.

»Grünes« Blut

Grüne Pflanzen haben auf die Qualität und die Reinheit des Blutes sehr großen Einfluss. Beide Stoffe sind fast identisch aufgebaut. Der einzige Unterschied zwischen den beiden Substanzen ist, dass sich im Zentrum der chemischen Struktur des Chlorophylls ein Magnesiumatom befindet und beim Hämoglobin ein Eisenatom.

Grassaft: Ideal für Typ-2-Diabetiker

Das grüne Elixier ist auch bestens für Diabetiker geeignet – für jene, die am Typ-2-Diabetes erkrankt sind, der häufigsten Form, auch bekannt als Altersdiabetes. Grassaft kann den Blutzuckerspiegel äußert günstig beeinflussen und zu hohe Werte der schädlichen Blutfette senken, mit denen Typ-2-Diabetiker häufig kämpfen. Darüber hinaus stärkt Grassaft die Funktionen der Bauchspeicheldrüse und trägt dazu bei, dass Kohlenhydrate besser verwertet werden. Beides ist sehr wichtig bei Diabetes. Dabei nahmen die an Diabetes erkrankten Testpersonen täglich 12 Gramm Grassaftpulver ein – und zwar über einen Zeitraum von zwei Monaten. Nach sechzig Tagen konnte man bei der Gruppe, die den Grassaft eingenommen hatte, einen erheblichen Abfall des Blutzuckerspiegels feststellen. In der Kontrollgruppe hingegen war der Blutzuckerspiegel nach wie vor hoch. Zugleich konnten sich die Diabetiker, die Gerstengrassaft genommen hatten, über deutlich gesunkene LDL-Cholesterin-Werte freuen. Das ist – wie oben erwähnt – eine weitere positive Wirkung des Grassafts, da Diabetiker meist wegen zu viel schädlichen Blutfetten gefährdet sind.

Die Wirkungen von Grassaft im Überblick [2]

- Aktiviert den Stoffwechsel
- Beschleunigt die Wundheilung
- Bessert Hautbeschwerden
- Bringt neue Energie
- Entgiftet und entschlackt
- Entlastet die Leber
- Fördert die Blutbildung
- Hemmt und lindert Entzündungen
- Wirkt antibakteriell
- Macht basisch
- Regeneriert
- Regt den Kreislauf an
- Reinigt das Blut
- Reguliert das Säure-Basen-Gleichgewicht
- Schützt vor freien Radikalen
- Schützt vor Umweltgiften, indem er sie neutralisiert
- Stärkt das Immunsystem
- Stimuliert die Selbstheilungskräfte
- Verbessert die Versorgung mit Nährstoffen
- Wirkt verjüngend
- Vermindert das Schlafbedürfnis
- Vitalisiert
- Wirkt antidepressiv

Gestalten Sie sich einen neuen gesunden Körper mit Grassaft.

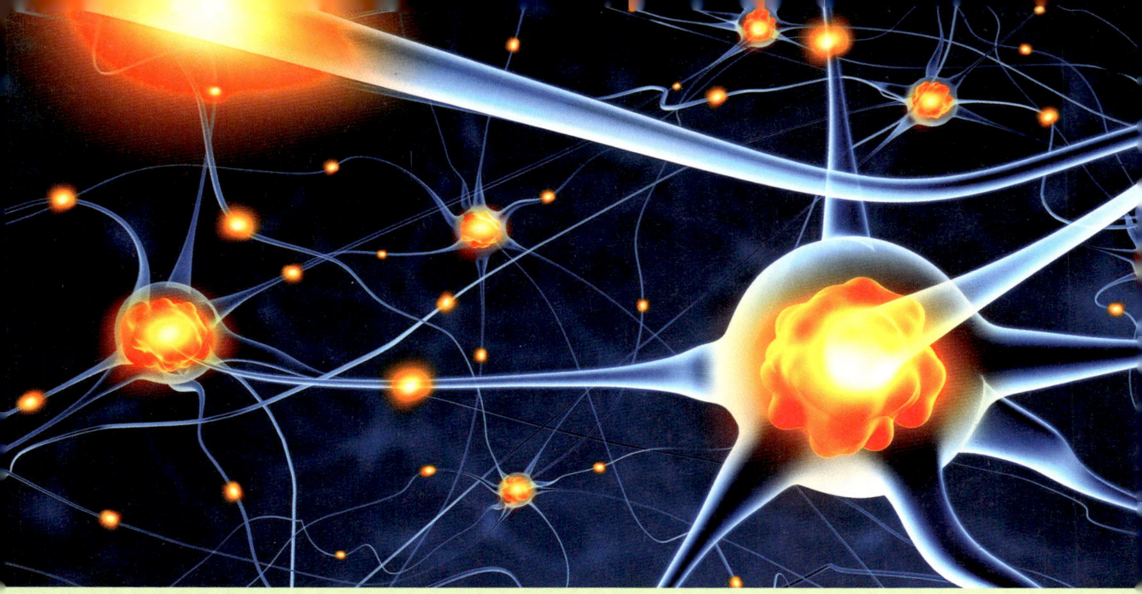

Schutz vor freien Radikalen

Grassaft ist in gewisser Weise eine »grüne Lichtkraft«, sie ist für die Gesundheit aller Zellen unseres Körpers äußerst hilfreich. Vor allem, weil Grassaft unsere Zellen vor schädlichen Effekten der freien Radikale schützt. Freie Radikale greifen die Zellen an, und sie sind somit für zahlreiche Erkrankungen mitverantwortlich. Auch der Alterungsprozess und wie schnell dieser voranschreitet, hängt mit der Wirkung freier Radikale zusammen.

Freie Radikale und oxidativer Stress

Was freie Radikale so aggressiv und schädlich für unseren Körper macht, ist das Fehlen von Elektronen, die ihnen im rasanten Stoffwechselgeschehen abhanden gekommen sind. Sie suchen diese fieberhaft zu ersetzen, indem sie einfach einem anderen Molekül Elektronen wegnehmen. Dieser Elektronenraub, Oxidation genannt, setzt eine fatale

Kettenreaktion in Gang: Die freien Radikale erzeugen fortwährend neue zerstörerische Kollegen, die alle gemeinsam zum Angriff auf den Körper blasen: sie schädigen die Körperzellen und sind maßgeblich am Alterungsprozess beteiligt. Wissenschaftler haben nachgewiesen, dass jede einzelne Körperzelle täglich von über 10.000 freien Radikalen angegriffen wird. Denn freie Radikale entstehen permanent in unseren Zellen: Immer wenn der Körper durch Anstrengung viel Sauerstoff verbraucht, überschwemmen ihn Kaskaden freier Radikale. Zwar kann sich der Organismus der freien Radikale bis zu einem gewissen Maß selbst erwehren. Den oxidativen Stress, den uns freie Radikale machen, gilt es also tunlichst zu vermeiden und abzubauen. Hier ist Grassaft ein probates Mittel, das freie Radikale unschädlich macht.

Wenn die Bildung freier Radikale die gesundheitlich notwendige Menge übersteigt, spricht man vom »oxidativen Stress«, Stress, der bereits die Zellebene erreicht hat.

Ursachen für die Zunahme freier Radikale

- Stress (auch Schmerzen sind Stress für den Körper)
- Elektrosmog (entfernen Sie am besten den Radiowecker aus dem Schlafzimmer)
- Zigaretten
- Alkoholkonsum
- Antidepressiva, Schmerzmittel, chemische Medikamente
- Künstliche Hormone
- Ausdauer- oder Hochleistungssport
- Flugreisen: ein Langstreckenflug von Frankfurt nach Los Angeles erzeugt im Körper etwa so viele freie Radikale wie 200 Zigaretten
- Ernährungsdefizite
- Entzündungen und Krankheiten
- Starke UV Strahlung

Schutz gegen freie Radikale

Die Antioxidantien sind die Bodyguards unserer Zellen. Sie geben den freien Radikalen Elektronen ab und schützen somit die Zellen vor einer Schädigung.
In einem gesunden Körper besteht ein Gleichgewicht zwischen der teilweise unvermeidbaren Entstehung von freien Radikalen und der Aufnahme von schützenden Antioxidantien aus rohkostreicher Nahrung.
Grassaft enthält eine Fülle wichtiger Antioxidantien.
Gute Radikalfänger sind zudem Vitamin C und E, Carotinoide, Selen, Zink und Coenzym 10.

Dass die »Sauerstoff-Kripo« effektiv vor oxidativem Stress schützen kann, haben Studien inzwischen belegt: Je mehr Antioxidantien dem Körper im Kampf gegen freie Radikale zur Verfügung stehen, desto besser sind die Aussichten, länger gesund und leistungsfähig zu bleiben.

Das große Potpourri an Radikalfängern

Eines der kraftvollsten Antioxidantien im Grassaft ist Saponarin. Sein enormes Potenzial als Radikalfänger konnte eine US-amerikanische Studie 2012 nachweisen. Dabei zeigte sich, dass Grassaft deutlich wirksamer ist als Vitamin E, das bekanntlich ein sehr effektiver Neutralisierer der freien Radikale ist. Die Forscher der kalifornischen Universität, an der die Untersuchung durchgeführt wurde, waren begeistert. »Die Nahrungsergänzung mit Grassaft kann bei vielen Krankheiten vorbeugen, die von oxidativem Stress verursacht werden, wie beispielsweise verschiedene Krebsarten, Entzündungen und Herz-Kreislauf-Erkrankungen«, lautete ihr Fazit. Nun enthält Grassaft natürlich nicht nur Saponarin, sondern noch viele andere antioxidativ wirksame sekundäre Pflanzenstoffe, etwa Lutonarin oder das Glykosyl Isovitexin – wie Wissenschaftler bereits im Jahr 2000 herausfanden. Isovitexin ist eines der wenigen Antioxidantien, das bis in den Kern unserer Zellen vordringen und dort unsere Erbsubstanz, die Gene, vor freien Radikalen schützen kann. Zudem schützt es uns vor aggressiver Sonnenstrahlung.

Viele Forscher kamen im Laufe der Zeit zu der Erkenntnis, dass Grassaft eine äußerst wichtige Quelle für zellschützende, antioxidative Stoffe darstellt: In vielen Untersuchungen wurde übereinstimmend festgestellt, dass Grassaft eine äußerst starke antioxidative Wirkung besitzt. Daher kann es uns auch wirksam vor Krebs, frühzeitiger Alterung, Herz- und Kreislauf-Erkrankungen und vielen anderen Beschwerden schützen, die auf das Konto freier Radikale gehen.

> *Ann Wigmore,* Gesundheitsforscherin und Gründerin des bekannten Hippokrates-Instituts in Boston notierte über Grassaft: »Die Enzyme und Aminosäuren im Gras können uns so wirksam vor Karzinogenen schützen, wie kein anderes Nahrungsmittel. Grassaft stärkt unsere Zellen, entgiftet unsere Leber sowie unser Blut und neutralisiert Umweltschadstoffe. Studien haben gezeigt, dass Grassaft auch die mächtige Fähigkeit besitzt, Krebs zu bekämpfen – ohne die schädlichen Nebenwirkungen, die Krebsmedikamente enthalten.«[3]

Ein antioxidativer Superstar

Ein weiterer potenter Kämpfer gegen freie Radikale ist das Enzym Superoxiddismutase, kurz SOD genannt. Es kommt nur in sehr wenigen pflanzlichen Lebensmitteln in relevanten Mengen vor. Als eine der reichsten Quellen dafür hat sich Gerstengras entpuppt.

SOD ist ein Enzym mit hochgradiger antioxidativer Leistungskraft. Denn seine Aufgabe ist es, ein besonders zerstörerisches freies Radikal – das sogenannte Superoxid – zu entschärfen. Experten gehen deshalb davon aus, dass es im Körper wie ein Schlüssel für Langlebigkeit wirkt. Ebenso scheint es auch das Gehirn vor frühzeitigen Alterungs-

Die im Gerstengras und im Urweizengras enthaltene SOD (Superoxiddismutase) ist ein superstarkes antioxidatives Enzym. Der Superman unter den Antioxidantien.

prozessen zu schützen. Im Buch »Gerstengrassaft« von *Barbara Simonsohn* heißt es dazu: »Die therapeutischen Möglichkeiten von SOD sind atemberaubend, weil wir ein System von Enzymen in Reichweite vor uns haben, die den Alterungsprozess verlangsamen und eine lange Liste von degenerativen Krankheiten verhindern oder rückgängig machen können.« Die Schutzwirkung von SOD soll sogar die zerstörerische Auswirkung von radioaktiver Strahlung auf unsere Körperzellen deutlich verringern können. Was weiterhin für die fast schon unglaubliche Schutzwirkung von SOD spricht, ist die Tatsache, dass Gerstengras dem Unkrautvernichtungsmittel *Paraquat* widerstehen kann. Das Herbizid tötet normalerweise alle Pflanzen, die nicht wie Bäume oder Sträucher durch eine Rinde geschützt sind – also alle Gräser und krautigen Blattpflanzen. Lediglich Gerstengras und Reispflanzen widersetzen sich dem Gift. Beide enthalten SOD.

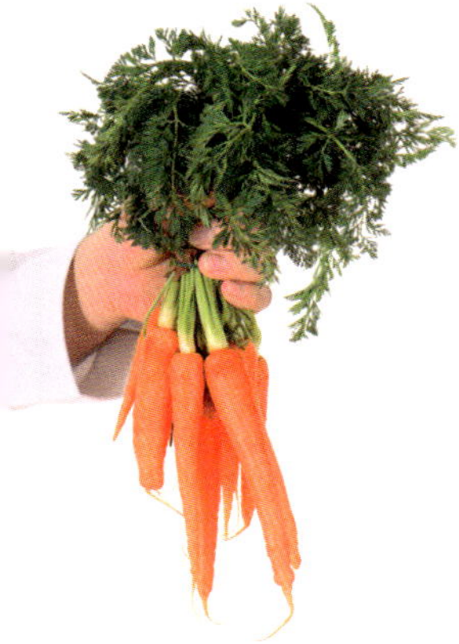

Wer hätte das gedacht: Im Grassaft ist deutlich mehr des wertvollen Beta-Karotins enthalten als in Karotten!

Mehr Beta-Karotin als Karotten

Die Carotinoide, eine Reihe von Pflanzenfarbstoffen, die Obst und Gemüse gelb, orange, rot und dunkelgrün färben, sind kraftvolle Antioxidantien und sehr gut zum Kampf gegen den oxidativen Stress geeignet. Die Gruppe der Carotinoide umfasst viele Einzelstoffe, wie Beta-Carotin, Lutein, Zeaxanthin, Lycopin. Wer nun meint, er müsse lediglich viele Karotten knabbern, der irrt: Im Grassaft steckt schon mehr Beta-Carotin, die Vorstufe für Vitamin A, als in Karotten, und zudem ist das Beta-Carotin im Grassaft leichter verfügbar als in der geknabberten Karotte. Vitamin A sagt man übrigens nach, dass es entartete DNA wieder korrigieren kann. Das ist, weil wir alle Umweltgiften ausgesetzt sind, für unsere Gesundheit essenziell. [4]

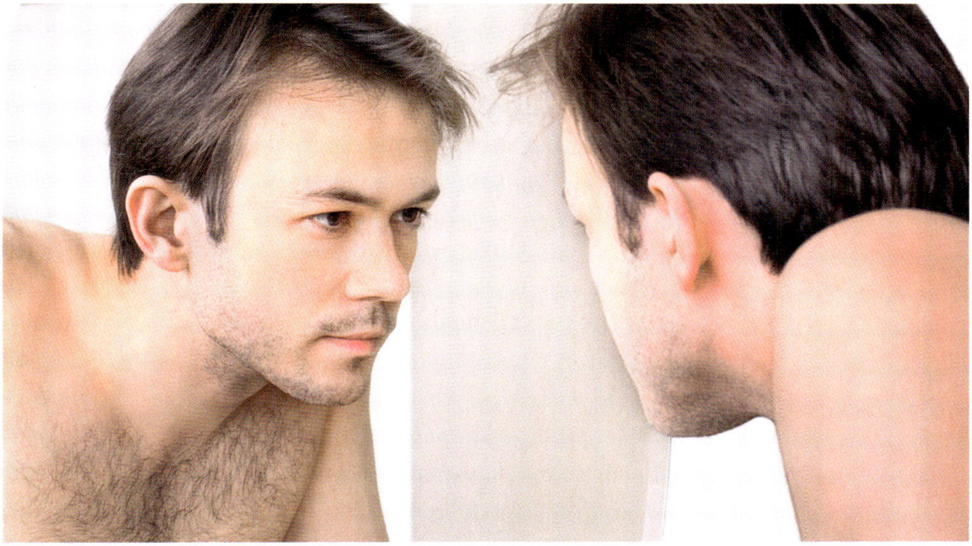

Grassaft beruhigt Hautentzündungen dadurch, dass er das Problem an der Wurzel packt.

Grassaft bekämpft Bakterien

Viele Leser wissen es bereits: Grassaft hat auch antibakterielle Eigenschaften. Er schafft ein gesundes Milieu und entzieht somit Bakterien den Nährboden. Mit frischem Grassaft äußerlich behandelte Wunden heilen schneller, und er wirkt auch gegen Juckreiz, Hautentzündungen sowie Hautunreinheiten. Dazu auch noch getrunken, verbessert er rasch das Milieu von innen.

Erfolgsgeschichten

»Meine Tochter hatte ständig Hautunreinheiten. Spezielle Hautpflegeprodukte dagegen lehnte sie ab: ›Ich weiß nicht, ob das wirklich was bringt.‹ Dann begannen wir mit dem Grassaft, den sie zweimal täglich nahm. Und so langsam besserte sich ihre Haut deutlich. Der völlige Verzicht auf Chips und Schokolade wegen der Pickel ist ihr nicht möglich. Aber ich habe das Gefühl, dass ihre Haut mit dem Grassaft viel mehr wegstecken kann.« Claudia*

Reich an Magnesium

Grassaft versorgt uns auch mit einer Menge an Magnesium, nämlich mit über 350 Milligramm pro 100 Gramm pulverisiertem Grassaft. Damit schützt er uns vor Magnesiummangel, der heute keineswegs selten ist. Der hohe Gehalt an Magnesium geht auf das Chlorophyll im Grassaft zurück: denn in jedem Chlorophyll-Molekül steckt in der Mitte ein Magnesium-Atom (→ S. 24). [5]

Fördert die Darmgesundheit

Unser Darm ist die Wurzel unserer Gesundheit – zu dieser Erkenntnis kamen die Ärzte schon sehr früh in der Medizingeschichte. Da trifft es sich bestens, dass sich Grassaft auch um die Gesundheit dieses so wichtigen Organs kümmert. Die Basis dazu – im wahrsten Sinn des Wortes – legt Grassaft, indem er für eine intakte Darmflora sorgt. Denn stimmt die Bakterienbesiedlung im Darm, ist bereits eine ganze Menge zur Erhaltung unseres Wohlbefindens getan. Ferner schützt Grassaft die Darmschleimhaut und fördert ihre Funktionsfähigkeit. Darüber hinaus reguliert Grassaft den Wassergehalt im Stuhl und hemmt entzündliche Prozesse im Darm.

Der Darm ist die Wurzel unserer Gesundheit.

Mit all diesen Effekten fördert das *Grüne Lebenselixier* nicht nur unsere Verdauung und ist gut für einen geregelten Stuhlgang, Grassaft wirkt auch unterstützend bei verschiedenen Darmerkrankungen, z.B. bei *Colitis ulcerosa,* einer chronisch entzündlichen Darmerkrankung; hier lindert er die Symptome. Auch bei *Candida-Infektionen* ist Grassaft sehr zu empfehlen, denn er hilft bei der Schwermetallentgiftung (das ist oft die Hauptursache von Candida) und vertreibt wirksam und nachhaltig Candida-Pilze.

»Meine Verdauung bereitete mir schon lang Probleme. Sicher hatte das auch mit meiner Psyche zu tun. Vieles konnte ich seelisch einfach nicht »verdauen«. Nachdem ich mit der Einnahme von Grassaft begonnen hatte, war mein Stuhlgang schon nach wenigen Tagen wieder regelmäßig. Auch meine ständigen Blähungen und das Völlegefühl waren weg. Ich bin von Grassaft einfach begeistert.« Dorothea*

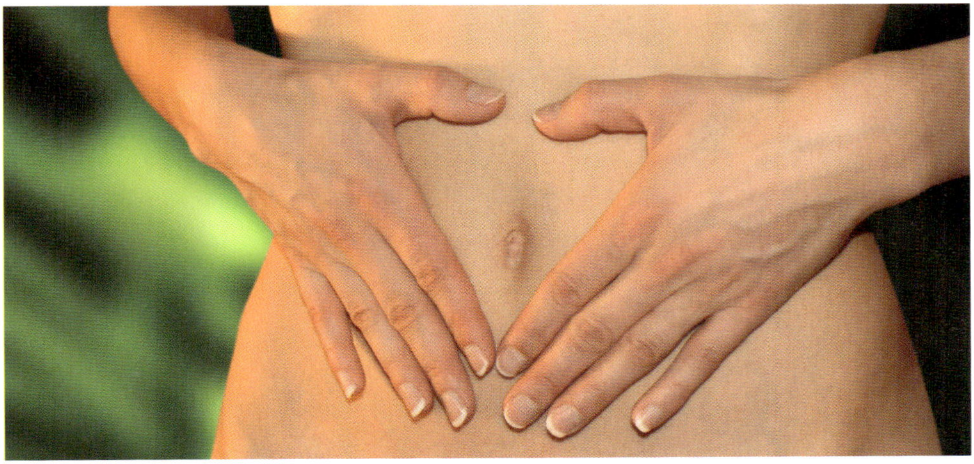

Grassaft ist ein wichtiger Mitstreiter für die Gesundheit unseres Darms.

Grassaft stärkt die körpereigenen Abwehrkräfte

Dass Grassaft auch unser Immunsystem kräftig unterstützt, ist im Grunde logisch. Mit seiner Fülle an wirksamen Inhalten ist es ganz selbstverständlich, dass er auch unsere Abwehrkräfte massiv stärkt und stützt. Wie effizient das *Grüne Lebenselixier* die Abwehrkräfte und körpereigenen Selbstheilungskräfte aktiviert, durfte ich in meiner Praxis oftmals erleben. Entsprechend gibt es auch dazu viele Erfolgsgeschichten, wobei es sich dabei nur um eine kleine Auswahl handelt.

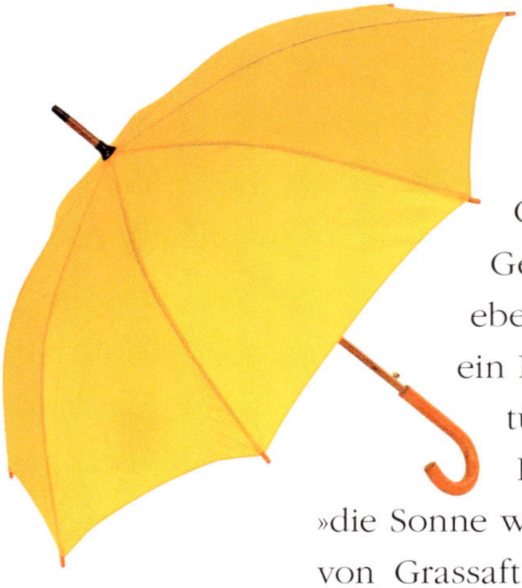

Grassaft nimmt Schatten von der Seele

Grassaft dient nicht nur unserer körperlichen Gesundheit, sondern – wie bereits gezeigt – ebenfalls unserer psychischen, auch für sie ist er ein Elixier. Denn Grassaft kann durchaus als natürliches Antidepressivum bezeichnet werden: Er hellt die Stimmung deutlich auf und lässt »die Sonne wieder scheinen«. Die antidepressive Wirkung von Grassaft ist auch in einer Reihe wissenschaftlicher Untersuchungen bestätigt worden. Was allerdings noch nicht geklärt ist, ist die Frage, wodurch es ihm gelingt, so wohltuend für unser psychisches Befinden zu sein. Belegt ist inzwischen, dass Grassaft andere Wege beschreitet als übliche Antidepressiva.

Grassaft ist ein natürliches Antidepressivum.

Ann Wigmore, die in ihrem Zentrum in den USA unzählige Menschen mit Grassaft und natürlicher Ernährung heilte, fand als eine der Ersten heraus, dass man Jugendliche durch eine vitalstoffreiche Ernährung und einen hohen Anteil an Grassäften von Drogensucht befreien kann. Die Grassäfte heben das Energieniveau des Körpers und verhelfen zu einer positiven Grundeinstimmung. So ist es nicht nötig, der Realität zu entfliehen, und es fällt auch leichter, nicht in eine Depression zu fallen. [6]

Erfolgsgeschichten

»Ich hätte nicht gedacht, dass das noch einmal gut wird: Meine Mutter hatte sich schon komplett aufgegeben und keinen Sinn mehr in ihrem Leben gesehen. Ich weiß nicht, was das Gras macht, aber irgendwie hat es ihr wieder den Willen zum Leben zurückgegeben.« Roswitha*

»Ich bin Mitte vierzig, verheiratet und habe fünf Kinder. Sehr oft fühle ich mich extrem gestresst und bekomme auch häufig depressive Verstimmungen. Nun trinke ich seit einigen Wochen den Grassaft und fühle mich dadurch bereits rundum so gut damit, dass ich ihn nicht mehr missen möchte.« Ulrike*

Was Grassaft uns schenkt

Das enorme Potenzial des Grassafts – seine zahlreichen wertvollen Vitalstoffe – in alphabetischer Auflistung:

Aminosäuren im Grassaft

Alanin	Glycin	Methionin	Tyrosin
Arginin	Histidin	Phenylalanin	Valin
Asparaginsäure	Isoleucin	Prolin	
Cystin	Leucin	Threonin	
Glutaminsäure	Lysin	Thryptophan	

Diese Vitamine enthält Grassaft

Vitamin A	Vitamin B1, B2, B6 und B12	Vitamin D	Folsäure
Beta-Karotin	Vitamin C	Vitamin E	Pantothensäure
		Vitamin K	

Diese Mineralien und Spurenelemente enthält Grassaft

Eisen	Kalzium	Mangan	Zink
Bor, Silber, Chrom	Kupfer	Natrium	
	Kobalt	Phosphor	
Kalium	Magnesium	Selen	

Wie Tiere von Grassaft profitieren

Vor einigen Jahren hatte unser Hund *Rex* eine Abschürfung an der Pfote, die zu eitern anfing. Der Tierarzt empfahl uns einen Spray, auf dem stand: »Nicht für Tiere geeignet, die für den Verzehr gedacht sind.« Da war mir sofort ganz klar, dass wir Rex diese Chemiegifte nicht geben werden und dass seine Pfote auch anders heilen kann.

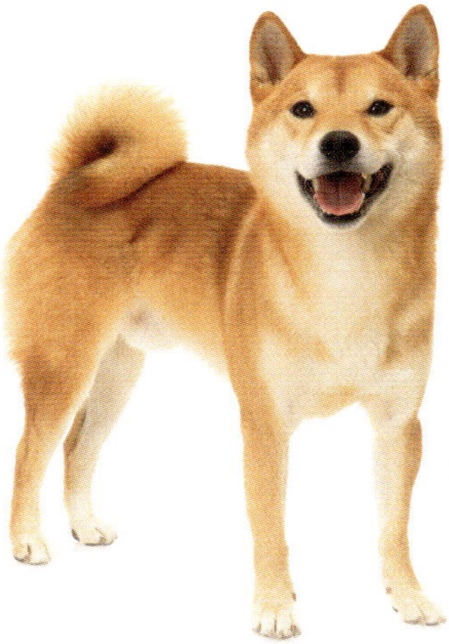

Unser Hund Rex liebt grüne Gräser und verlangt geradezu nach seinem Grassaft.

Ich dachte, dass die Pfote auch wie bei uns Menschen von innen her heilen müsste. Also pürierte ich täglich frischen Löwenzahn, den ich unter Rex' Futter mischte. Von außen bestrich ich die Pfote mehrmals täglich mit einem Aloe-Frischblatt-Gel, das er allerdings sofort ableckte. Nach drei oder vier Tagen war die Pfote bereits geheilt. Rex war so begeistert von Löwenzahn, dass er jahrelang, sobald verfügbar, immer wieder frischen Löwenzahn in sein Futter bekam. Wir wissen ja, dass Katzen und Hunde Gras fressen, wenn sie sich den Magen verdorben haben. Unser Hund frisst generell gern Gras, manchmal grast er beinahe wie ein Schaf, wenn er an Stellen mit saftigem Grün vorbeikommt.

Unser Hund und sein Grassaft …

Vor Kurzem ist uns aufgefallen, dass Rex immer angelaufen kommt und sich das Maul leckt, wenn wir uns einen Grassaft anrühren. Von Japan her weiß ich, dass Deckrüden, die bereits von der Zucht ausgemustert sind, wieder mit Grassäften aufgepäppelt werden, sodass sie wieder zur Zucht eingesetzt werden können. Da Hunde die Säfte pur kaum trinken, werden ihnen die Säfte mit einer Spritze (ohne Metallkanüle) verabreicht.

So habe ich Rex – er wiegt etwa zehn Kilo – in einer Spritze 4 ml Grassaft (aus Pulver) aufgezogen und es ihm langsam in den Mund gespritzt. Diese Portion bekam er täglich. Manchmal wollte er sogar einen Nachschlag ... Das Resultat war phänomenal: Rex bekam ein wunderschön glänzendes Fell, und sogar die Zecken verschmähten ihn. Wenn er wirklich einmal etwas für seinen Magen Unpassendes gefressen hat und es in seinem Bauch rumort, bekommt er sofort eine Grassaftspritze. Meist ist dann alles binnen 15 Minuten wieder in Ordnung.

Achtung

Wenn Sie Ihrem Hund Grassaft geben, fangen Sie bitte mit wenig Grassaft an! Geben Sie ihn nicht unmittelbar vor oder nach den Mahlzeiten! Halten Sie eventuell ein Tuch darunter, falls etwas daneben tropft, schieben Sie die Spritze seitlich zwischen die Lefzen, und drücken Sie den Grassaft langsam in sein Maul. Er muss genug Zeit zum Schlucken haben, sonst hat er keine Lust auf eine Wiederholung.

Wir haben eine Verantwortung für die Tiere, die wir bei uns aufnehmen.

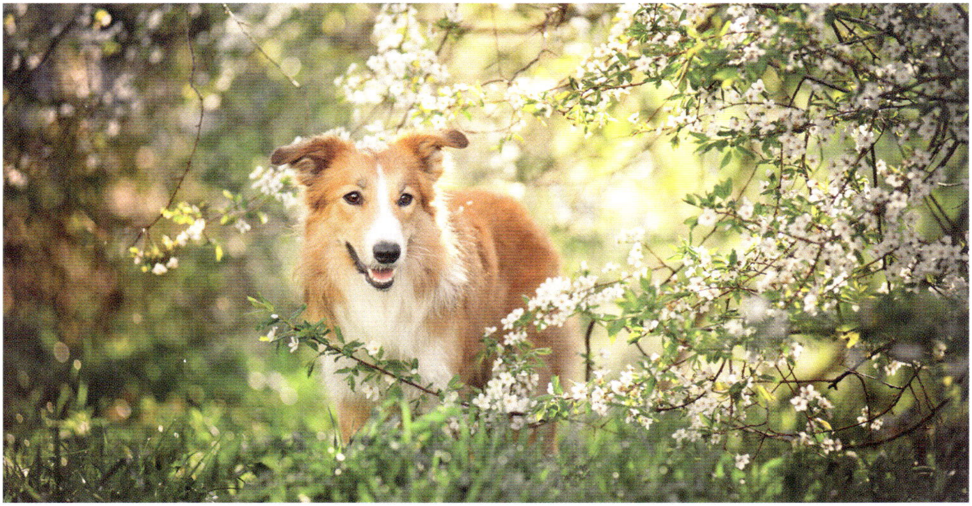

Bericht aus der Praxis

Eine ältere Dame klagte über Haarausfall, der schon zwei bis drei Wochen andauerte.

Der Haarausfall war so stark, dass allein durchs Haarestreichen ein ganzes Büschel in der Hand zurückblieb. Ich begann damit, sie mit einer Substitution mit B-Vitaminen und Magnesium zu behandeln, was aber sehr langwierig war und nicht zur erhofften Wirkung führte. Nun gab ich vormittags zwei Teelöffel Weizengrassaftpulver in Wasser. Bereits am Nachmittag bemerkte die Dame, dass ihr weniger Haare ausgingen als vorher. Sie hielt es kaum für möglich. Nun nahm sie am Abend erneut zwei Teelöffel Weizengrassaftpulver, und bereits am zweiten Tag war der Haarausfall auf ein normales Maß zurückgegangen, ähnlich wie es beim Bürsten der Haare der Fall ist.

Gleichzeitig bemerkte die Patientin, dass die Haare wieder fester wurden und sich die Haarstruktur deutlich verbessert hatte.

Nun wartet sie darauf, dass sie auch ihre alte Haarfarbe wieder bekommt. Das hält sie auch für möglich. Sie freut sich sehr und ist sehr dankbar für das Testpulver. Nun will sie mit 2 x 1 Teelöffel pro Tag den Erfolg erhalten und sagt sich: »Wer weiß, wofür das Weizengrassaftpulver sonst noch gut ist.«

Erfolgsgeschichten

»Eine Freundin hat mir von den Grassäften, der grünen Lichtkraft, erzählt. Sie kennt ein Paar, das keine Kinder bekommen konnte und das dann viele grüne Säfte getrunken und sich mit viel frischem Obst und Gemüse ernährt habe. Es habe dann kein Jahr gedauert, bis die Frau schwanger war. Für mich ist Grassaft geradezu ein Wundermittel. Es gibt nichts, was er nicht kann. Wenn ich schlecht geschlafen habe, müde vom Wandern nach Hause komme oder wenn die Kinder quengelig sind und ich etwas zur Beruhigung brauche, dann helfen die Grassäfte immer!« Renate*

»Ich konnte schon lang nicht mehr durchschlafen. Am Morgen war ich dann natürlich nicht ausgeschlafen. Das hat so richtig an meinen Kräften gezehrt. Jetzt nehme ich abends 2 Teelöffel Grassaftpulver auf ein großes Glas stilles Wasser und schlafe wie ein Baby. Beim Aufwachen gibt es das nächste Grasgetränk. Ich glaube, es ist wichtig, dass der Körper es mehrmals über den Tag verteilt bekommt, damit auch immer genügend Nährstoffe bereitstehen.« Katharina*

»Ich habe angefangen, meinen Kindern, 8 und 12 Jahre, am Morgen Grassäfte zu geben. Sie waren erst gar nicht begeistert. Die Aussicht auf eine Mango hinterher war die Lösung. Manchmal gibt es auch Ananas oder Papaya. Die Kinder sind seitdem viel ruhiger geworden, und ich denke, sie gieren nicht mehr so sehr nach Süßem. Insgesamt essen wir viel gesünder, seit wir die Säfte trinken. Ich kann Grassaft nur empfehlen.« Brigitte*

Luftsprünge vor Glück werden mit Grassaft zur Realität.

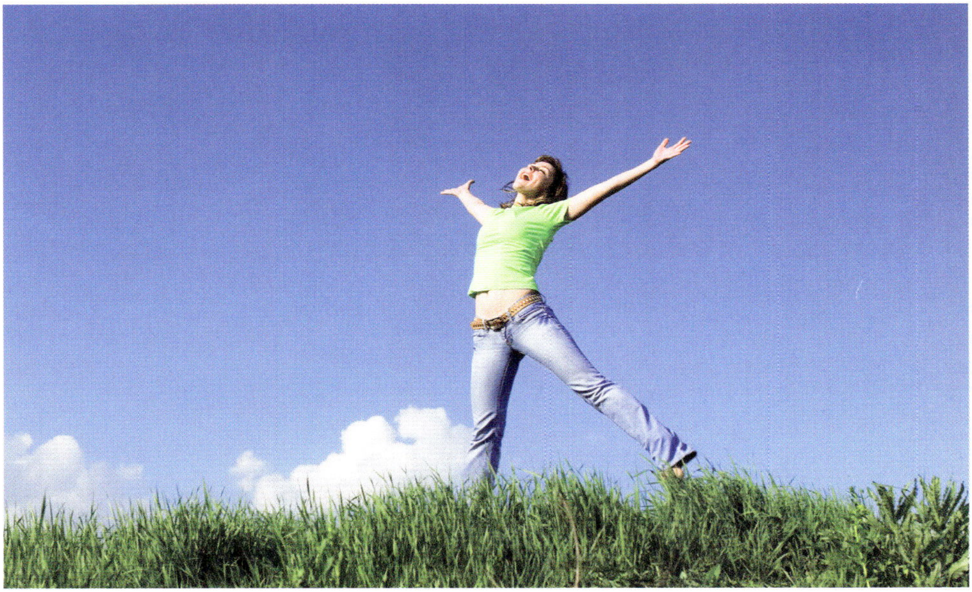

Gute Gründe, täglich Grassaft zu trinken

❤ Tägliche Grassäfte klären die meisten Hautbeschwerden innerhalb weniger Wochen aufgrund ihrer für den Körper sehr gut verfügbaren Nährstoffe.

❤ Nahrungsmittel- und sonstige Allergien verbessern sich. Viele Patienten sind weniger anfällig für Allergene. Der Grund dafür sind die Antihistamine, die im biologisch angebauten Gras enthalten sind.

❤ Mundgeruch verschwindet mit dem täglichen Trinken von Grassaft. Das gilt sowohl für schlechten Atem, der durch Bakterien in einem saurem Magen- und Darmmilieu hervorgerufen wird, sowie direkt für den Mundbereich. Denn Grassaft stellt im Verdauungstrakt und Mund wieder ein basisches Milieu her – Voraussetzung für eine gute Gesundheit (→ S. 21).

Die aufgeführten Gründe sind in Teilen übernommen aus »52 Gründe, warum Sie Ihr Weizengras jeden Tag trinken müssen«: http://www.isis-jade.com/2010/52-reasons-why-you-need-to-take-your-wheatgrass-everyday/).

❤ Täglich Grassaft verringert Falten, und die Haut gewinnt wieder an Elastizität. Grassaft ist also ein perfekter Multiplikator von Anti-Aging.

❤ 30 ml frisch gepresster Grassaft ist vom Nährstoffgehalt her gleichwertig mit ½ kg dunkelgrünem Blattgemüse. Da Sie kaum täglich ½ kg grüne Blätter essen werden, ist es sinnvoll, die tägliche Portion Blattgemüse in Form von Grassaft zu sich zu nehmen.

❤ Ein einziges Glas Grassaft enthält über neunzig Mineralien, einschließlich hoher Konzentrationen an basischen Mineralien, die der Körper dringend braucht: Kalium, Kalzium, Magnesium und Natrium.

❤ Ein einziges Glas Grassaft enthält zudem große Mengen der häufigsten essenziellen Enzyme: Protease (hilft bei der Eiweißverdauung), Cytochrome Oxidase (ein kraftvolles Antioxidans), Amylase (erleichtert die Verdauung), Lipase (ein fettspaltendes Enzym), Transhydrogenase (stärkt den Herzmuskel) und Superoxid Dismutase SOD (mindert die Auswirkungen von Strahlungen und verlangsamt die Zellalterung). Diese Enzyme sind auch absolut wichtig für eine gute Verdauung und Nährstoffaufnahme.

❤ Grassaft hat mehr Vitamin C als Orangen.

❤ Grassaft ist ein Blutbildner. Dies ist äußerst wichtig, wenn man unter chronischen Krankheiten leidet. Der Grassaft hilft dem Körper, rote Blutkörperchen zu bilden, die Sauerstoff in jede Zelle des Körpers transportieren. Damit wird die Sauerstoffversorgung des Körpers erhöht, und die Selbstheilungskräfte des Körpers werden dabei unterstützt und angeregt. Viele Gesundheitsexperten, so z. B. *Dr. Young* (Ph-Miracle, deutsch: Die Ph-Diät) und *Steve Meyerowitz* (Wheatgrass – Natures Finest Medicine) haben betont, dass Chlorophyll im Gras mit Hämoglobin im menschlichen Blut nahezu identisch ist. Der einzige Unterschied zwischen Chlorophyll und Hämoglobin ist das zentrale Element Magnesium in Chlorophyll und Eisen im Hämoglobin.

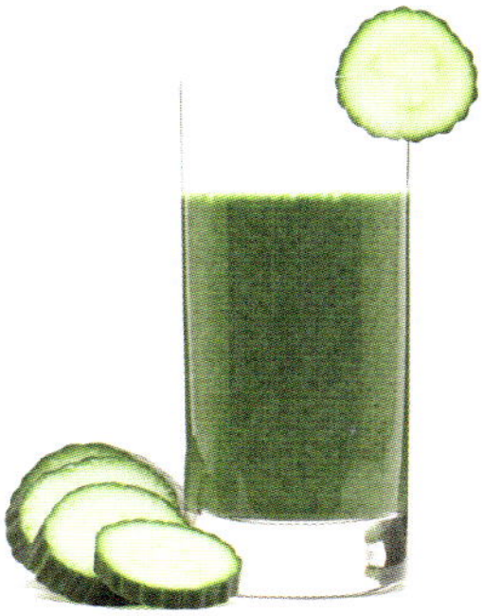

Grassäfte sind die neuen Sportlerdrinks – vollgepackt mit wertvollen Aminosäuren, den Bausteinen von Proteinen.

❤ Grassaft reinigt darüber hinaus den Körper schneller als irgendein Abführmittel, und das ohne schädliche und riskante Nebenwirkungen. Zudem ist er ein außergewöhnliches therapeutisches Nahrungsmittel in Bezug auf seine reinigenden Fähigkeiten. In seinen Inhaltsstoffen finden sich an die hundert verschiedene Elemente. Wissenschaftler bezeichnen Grassaft daher als *Superfood.* Gemäß dem Buch »The Wheatgrass Book« von *Ann Wigmore* bieten bereits 140 Gramm frischer Grassaft den gleichen Nährstoffgehalt wie über drei Kilogramm frisches grünes Gemüse.

Enzyme sind wichtig für unseren Organismus, sie werden oft als Zündkerzen für unser Leben bezeichnet. Wir brauchen sie für alle Stoffwechselvorgänge.

Grassaft ist auch eine großartige Quelle von bioverfügbarem Vitamin B, C, E und Carotinoiden. Darüber hinaus wird er wegen seiner Fähigkeit, das Blut, die Organe und den Verdauungstrakt zu reinigen, sehr geschätzt. Da er auch reich an Saponin ist, ist Grassaft eine exzellente Unterstützung für das Lymphsystem, weil er Giftstoffe aus den Körperzellen entfernen kann. *Kulvinskas* schreibt in seinem Buch »Leben und Überleben – Kursbuch ins 21. Jahrhundert«, dass Grassaft hilft, »den Körper zu reinigen durch die gesteigerte Ausscheidung von zähem Schleim, kristallisierten Säuren und gehärteten faulenden Fäkalien. Es ist der schnellste und sicherste Weg, um innerliche Schlacken auszuscheiden und ein optimales Gesundheitsmilieu zu schaffen«.

❤ Grassaft enthält hohe Mengen von Aminosäuren. Sie haben vielleicht schon davon gehört, dass die Aminosäuren die Baumaterialien der Proteine, der Eiweiße sind. Sie sind für unser Wachstum und die Zellregeneration ganz entscheidend. Es ist der erstaunlich hohe Aminosäuregehalt im Grassaft, der viele Bodybuilder und Fitnessstudio-Besucher dazu veranlasst, Grassaft, frisch oder als Pulver, in ihre tägliche Ernährung zu integrieren. Grassaft ist ein vollständiges Protein und enthält unter anderem folgende Aminosäuren: Arginin, Serin, Absenisic, Lysin, Asparaginsäure, Glycin, Alanin, Methionin, Leucin, Tryptophan, Phenylalalin und Valin (→ S. 35).

- Biologisch angebauter Grassaft und Weizengrassäfte helfen unserem Körper, Krankheiten zu bekämpfen. Sie regen die Selbstheilungskräfte an, unterstützen das Immunsystem und lassen uns schneller regenerieren.

- Grassaft ist ein lebendiges Nahrungsmittel. Daraus ergeben sich viele gesundheitliche Vorteile. Neben seiner antibakteriellen Wirkung hilft die Einnahme von Grassaft dabei, die Lymphe und die Zellen zu entgiften sowie Giftstoffe schnell und effektiv aus dem Körper zu transportieren.

- Der Chlorophyllgehalt im Grassaft kann den Körper effektiver vor krebserregenden Stoffen schützen, als irgendein anderes Nahrungsmittel.

- Es dauert nur Minuten, um Grassaft zu verdauen. Seine Verdauung beansprucht nur wenig Körperenergie. Wenn Sie fasten, ist es daher besonders wichtig, Grassaft zu trinken. Denn es ermöglicht Ihrem Körper, bioverfügbare Mineralien und Nährstoffe schnell aufzunehmen.

- Wissenschaftliche Studien konnten belegen, dass der hohe Magnesiumgehalt in Chlorophyll die Bildung von Sexualhormonen fördert und so die Fruchtbarkeit sowie die Libido verbessert.

- Grassaft enthält die meisten der Vitamine und Minerale, die für die Aufrechterhaltung der Gesundheit erforderlich sind. Grassaft ist eine komplette Mahlzeit und ein vollständiges Protein mit ungefähr dreißig Enzymen. Er enthält etwa siebzig Prozent rohes Chlorophyll.

Ob Sie daran interessiert sind, sich einer gründlichen Reinigung Ihres gesamten Körpers zu unterziehen oder versuchen möchten, mehr Nährstoffe zusätzlich zu Ihrer Ernährung aufzunehmen: In beiden Fällen ist Grassaft eine ideale Nahrungsergänzung.

❤ Flüssiges Chlorophyll, wie es in Grassaft enthalten ist, hilft dabei, Drogen- oder Medikamentenablagerungen aus dem Körper zu entfernen.

❤ Grassaft klärt das Lymphsystem, da er viele Giftstoffe aus den Zellen befördert, und unterstützt es so bei seinen Aufgaben.

❤ Grassaft ist auch eine wundervolle Hilfe zur Gewichtskontrolle. Denn die Stärke des Weizenkorns ist gespeicherte Energie, die, wenn sie in einfachen Zucker umgewandelt wird, eine schnelle Energiequelle ist. Da 30 ml Saft im Nährstoffgehalt einem Kilogramm Gemüse gleichkommt, schaltet er darüber hinaus auf natürlichem Weg das Hungerzentrum im Gehirn aus. Der Nährstoffgehalt von Grassaft ist so hoch, dass viele Menschen jene »Gelüste« nicht mehr spüren, die sie zum Weiteressen verleiten.

Studien an Tieren haben gezeigt, dass Grassaft die Aufnahme einer ganzen Reihe bedenklicher krebserregender Stoffe reduzieren kann. Zugleich stärkt er die Zellen, entgiftet die Leber und neutralisiert schädliche Substanzen im Blut.

❤ Grassaft hilft, das Wachstum und die Entwicklung schädlicher Bakterien zu stoppen. Das gelingt, indem er ein ungünstiges Milieu für das Bakterienwachstum schafft, statt direkt auf die Bakterien einzuwirken.

❤ Grassaft kann dem Körper helfen, bösartige Tumore zu bekämpfen. Neueste Studien zeigen, dass Grassaft eine starke Fähigkeit hat, Tumore zu bekämpfen, ohne schädliche Nebenwirkungen der üblichen Krebsmedikamente.

❤ Grassaft reduziert die schädlichen Auswirkungen von Strahlenbelastungen – dank seines Enzyms Superoxid Dismutase (→ S. 41).

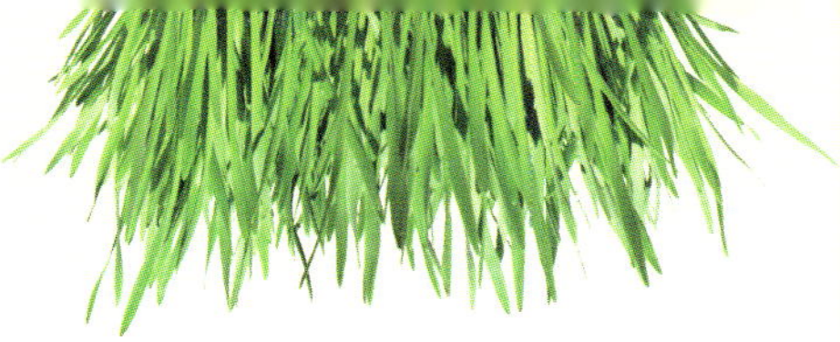

Mein grünes Doping

Der begeisterte Leistungssportler, unter anderem Mitglied der bayerischen Triathlon-Regionalliga, und Heilpraktiker *Alexander Gaugler* über seine Erfahrungen mit dem grünen Lebenselixier.

Sport begleitet mich bereits mein ganzes Leben

»Mit sechs Jahren begann ich, Fußball zu spielen, was ich bis zum 35. Lebensjahr konstant beibehalten habe. Begleitend sowie in den Saison-Pausen habe ich ebenfalls fast durchgehend andere Sportarten ausprobiert bzw. aktiv betrieben. Darunter etwa Inline-Skaten, Laufen, Eishockey, Volleyball, Tennis, Tischtennis, Radfahren, Kraftsport, Golf, Schwimmen u. v. a. m.

Als ich plötzlich mit 26 Jahren wegen einer sehr schmerzhaften Arthrose im Sprunggelenk nicht mehr richtig laufen konnte, wurde ich auf die Themen *gesunde Ernährung* und *Nahrungsergänzung* aufmerksam. Sämtliche Ärzte, die ich wegen meiner Beschwerden konsultiert hatte, waren sich einig, dass ich Fußball und belastende Laufsportarten künftig bleiben lassen sollte. Wenn Sport, dann nur noch Gelenk schonend wie Schwimmen oder Radfahren. Komplett auf mein geliebtes Laufen zu verzichten, war für mich jedoch keine Alternative. So griff ich nach dem »Strohhalm Nahrungsergänzung«. Für mich war dies die letzte Chance, um wirklich wieder voll einsatz- und leistungsfähig zu werden. Was tatsächlich klappte: Schon nach knapp einem halben Jahr konsequenter Einnahme von Nahrungsergänzungsmitteln waren meine Schmerzen weg. Ohne Spritzen, ohne Operation oder sonstige medizinische Maßnahmen.

Aus dieser wunderbaren Erfahrung heraus entwickelte ich schließlich mehr und mehr Interesse für gesunde Ernährung und gesundheitliche Vorbeugung allgemein. Die logische Konsequenz aus meinen Bemühungen und Interessen war dann meine Ausbildung zum Heilpraktiker im Jahre 2007.

Nun bin ich nach wie vor sehr aktiv und habe nach meiner »Fußballerkarriere« mit dem Triathlon eine neue Leidenschaft entdeckt. Diese Kombinations-Sportart ist noch wesentlich intensiver und anspruchsvoller als alles andere, was ich bis dato gemacht hatte. Neben vielen Starts in kleinen Volkswettbewerben und einem *Halb-Ironman* starteten wir im Team kürzlich auch in der bayerischen Triathlon-Regionalliga.

Mit meinem Wissen um die enorme sportliche Anforderung meines Organismus und einer optimalen Nährstoffzufuhr wollte ich alle Faktoren in Einklang bringen und möglichst optimieren. Meine Devise war: Leistungs- und Regenerationsfähigkeit steigern, ohne jedoch meinen Körper damit nachhaltig zu schädigen. Vor diesem Hintergrund bin ich dann sicher nicht durch Zufall auf die Autorin dieses Buches aufmerksam geworden. Sie war mit ein Anstoß, mich als Leistungssportler auf eine nahezu vegane Ernährungsweise umzustellen. Meinen durch den Sport erhöhten Eiweißbedarf decke ich seither hauptsächlich durch grüne Nahrung, Smoothies, Grassaft und vegane Eiweiß-Shakes.

Überzeugender Selbstversuch

Ausschlaggebend für diesen Schritt war nicht einmal der Rat, sondern einzig und allein der Selbstversuch – der hat mich restlos überzeugt. Dazu hatte ich von einem Tag auf den anderen sämtliche Milchprodukte weggelassen. Stattdessen gab es Smoothies mit sehr viel Grün sowie Urweizen- oder Gerstengrassaftpulver als Aminosäurenlieferant. Ich wollte es schließlich wissen. Der schnellste Beweis kann erbracht werden bei einem erhöhten Stoffwechsel und Energieumsatz, also bei langen und teilweise sehr intensiven Trainingseinheiten. Und das Ergebnis war beeindruckend …

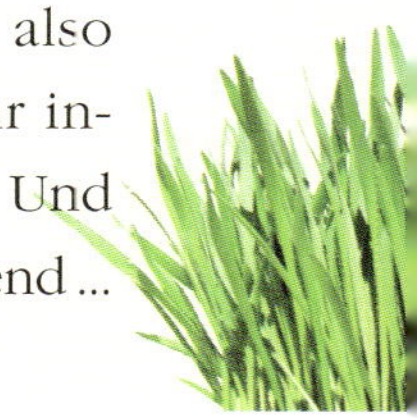

Die Regeneration meiner Muskulatur und auch des Herz-Kreislauf-Systems beschleunigte sich sofort spürbar. Das hat mich davon überzeugt, diesen Weg weiterhin zu verfolgen. Dass ich nicht unbedingt Fleisch zum Überleben und für den Aufbau von Muskulatur brauche, war mir ohnehin schon lang klar. Ab sofort gab es nun nach dem Training kein Spiegelei mit Käse überbacken mehr, sondern einen veganen Shake mit Urweizen- oder Gerstengrassaftpulver und einer Mischung aus 80 Prozent Wasser und Mandelmilch plus Leinöl.

Aufbau nach dem Heilfasten

Im Zuge dieser Ernährungsumstellung hatte ich mein Gewicht von anfänglich 83 kg bei 188 cm Körpergröße auf 78 kg reduziert. In den darauffolgenden sechs Wochen steigerte ich deutlich meine Muskelmasse und somit auch mein Gesamtgewicht auf 84 kg. Diese Entwicklung ist nach Meinung vieler Fachleute ohne tierisches Eiweiß nicht möglich. Ich fühle mich jedoch jeden Tag besser. Mein Körper, meine Muskulatur und auch die Regenerationsfähigkeit haben sich durch Blattgrün und ein hochwertiges, aus Pflanzen stammendes Mineralienprodukt wesentlich verbessert. Die gesteigerte Energie durch die grüne Nahrung kann ich jeden Tag spüren, und ich bin überzeugt, dass jeder mir diese Energie ansehen kann. Also werde ich diesen Weg auf jeden Fall weitergehen und offenbleiben für Optimierungen.

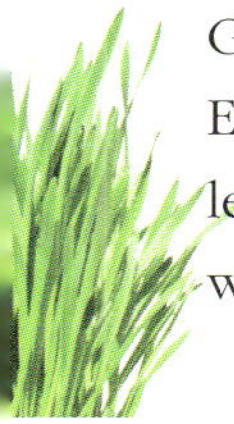

Lassen Sie sich überraschen

Aber testen Sie selbst – genau wie ich damals. Setzen Sie die Anregungen aus diesem Buch um, und lassen Sie sich von Ihrer neu gewonnenen Vitalität, Leistungsfähigkeit und Lebenslust überraschen. Von den Auswirkungen auf Ihre Gesundheit will ich gar nicht sprechen.

Alexander Gaugler

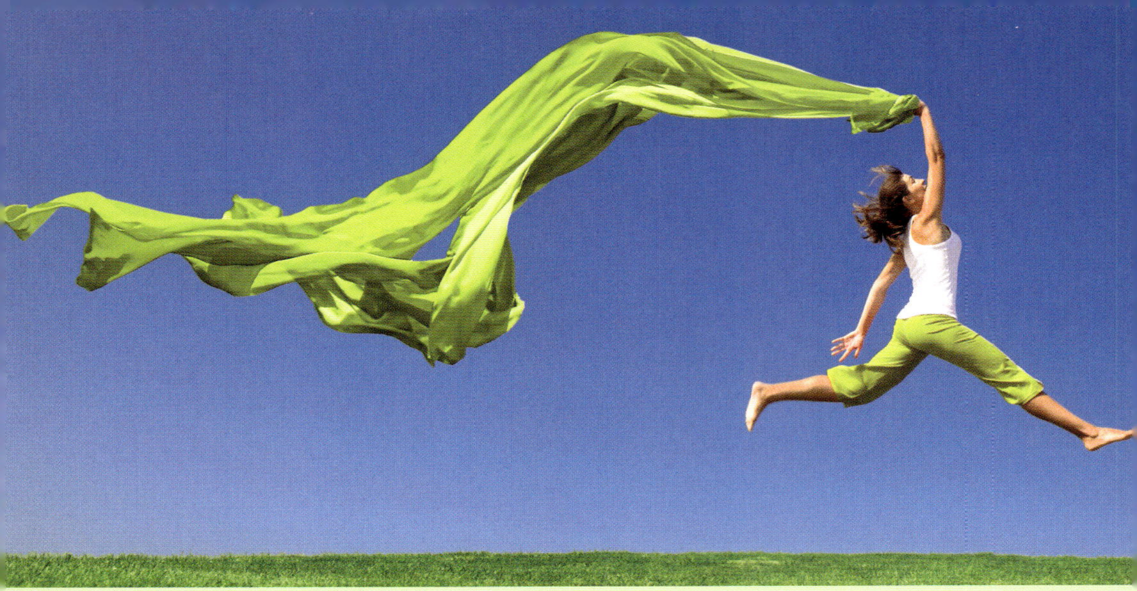

Meine persönliche Idealmischung

In Japan war es Gerste, wieder zurück in Deutschland war Urweizen mein persönlicher Favorit.

Bereits seit Jahrzehnten baute ich Getreidegräser selbst an und entsaftete sie. Der überzüchtete Weizen kam für mich jedoch nicht infrage. Seit vielen Jahren blieb ich beim Urweizen. Erst als ich immer wieder gefragt wurde, welches Getreide für den Saft am besten sei, fing ich an, mich für andere Grassorten zu interessieren.

Auf dem Prüfstand

Früher genügte es mir zu wissen, dass Grassäfte die Gesundheit enorm verbessern können. Die Gründe waren dabei zweitrangig für mich. Mein lieber Bekannter *Günter Sulzberger,* Leiter der Forschungsgruppe »Forum Bioenergetik«, hat schließlich den Stein ins Rollen gebracht. Er machte mich darauf aufmerksam, dass die Grassäfte das Redox-Potenzial von Wasser immens verbessern: Binnen weniger Minuten lässt sich Wasser mit ungünstigem Redox-Potenzial durch die Zugabe von Grassaftpulver in besseres Wasser verwandeln. Fasziniert begann ich mich für die Details zu interessieren.

Die Qualität eines Wassers

Wie gut ein Wasser für unsere Gesundheit ist, lässt sich anhand seines pH-Werts, Microsiemens (der elektrischen Leitfähigkeit) und seinem RedoxPotenzial messen. Das Redox-Potenzial sagt aus, wie viele Elektronen das Wasser enthält bzw. wie viel es abgeben kann. Das wiederum gibt Auskunft über seine Fähigkeit, freie Radikale zu neutralisieren. Dies ist für unsere Gesundheit sehr wichtig, denn je stärker diese Fähigkeit bei einem Wasser ist, desto besser ist es für uns. Das Redox-Potenzial ist also neben dem pH-Wert und der elektrischen Leitfähigkeit ein wichtiger Faktor, ob ein bestimmtes Wasser gesund ist oder nicht.

Das sogenannte *gesunde Fenster* beim Redox-Potenzial beginnt erst bei Werten von +80 mV. Alle Flüssigkeiten darüber haben nicht mehr den entschlackenden und reinigenden Effekt, den wir uns von Wasser im Dienste unserer Gesundheit zu Recht wünschen. Leider haben die meisten Leitungswässer in Deutschland weitaus höhere Werte beim Redox-Potenzial – teilweise bis zu +500 mV. Diese Wässer haben kaum noch freie Elektronen, die sie an den Körper abgeben können, um freie Radikale zu neutralisieren.

Ungesunde Wässer können wir mit einer vollen Schubkarre vergleichen, die kaum noch etwas transportieren kann.

Testergebnisse

Ein Test mit meinem Leitungswasser ergab einen Ausgangswert des Redox-Potenzials von +241 mV. Wie oben dargestellt, ist dies ein viel zu hoher Wert. Etwa fünf Minuten nachdem ich einen Teelöffel Gerstengrassaftpulver in etwa

150 ml meines Leitungswassers eingerührt hatte, war der Redoxwert bereits im gesunden Fenster von +60 mV. Das Wasser hatte also wieder die Fähigkeit bekommen, den Körper zu beleben und zu entgiften. Ich testete insgesamt vier Grassaftsorten – Urweizen, Gerste, Alfalfa, Hafer und verschiedenste Mischungsverhältnisse – und dabei kamen alle in nur fünf Minuten auf ähnlich gute Redox-Potenzial-Werte. Als weiteren Beweis für die direkte Wirkung der Grassäfte auf unsere Gesundheit entschloss ich mich, sie in Bezug auf die Meridiane zu testen. Dazu nahm ich einige Testpersonen mit zur Meridian-Messung mit dem sogenannten i-Health-Gerät. Damit können die Meridiane – die Energieströme, die unsere Organe und unseren Körper durchziehen – an ihren Endpunkten, also an Fingern und Zehen, gemessen werden. Daraus lässt sich ablesen, über wie viel Energie der jeweilige Meridian verfügt.

Klares, reines Wasser erquickt unsere Körperzellen.

Für den Test wurde jeweils der Wert vor und nach dem Trinken der Grassäfte mit dem i-Health-Gerät ermittelt. Dabei

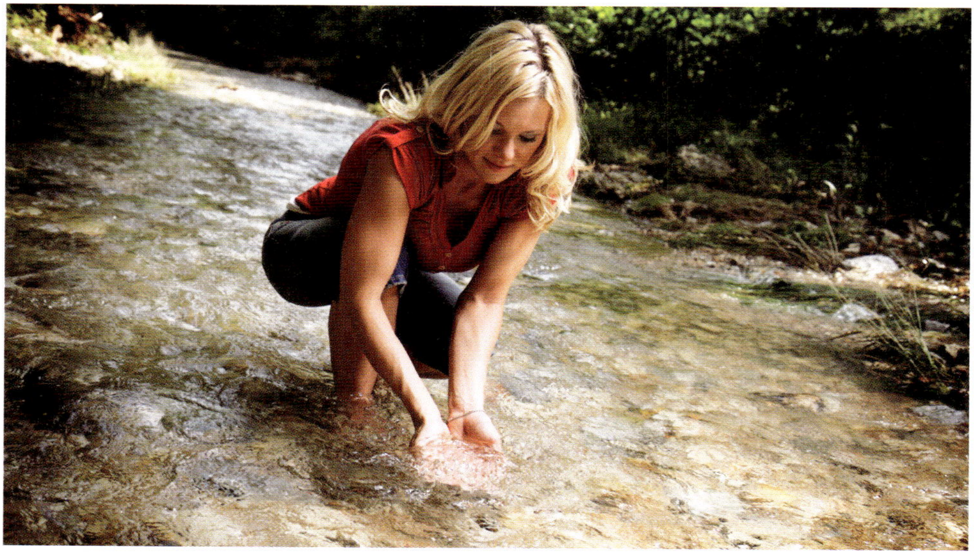

zeigte sich, dass die Gräser eine äußerst beachtliche ausgleichende Wirkung aufwiesen: Egal ob jemand zu wenig oder zu viel Energie hatte, die Grassäfte konnten jeweils einen gesunden Ausgleich schaffen.

Angespornt von diesem beachtlichen Resultat setzten wir unsere Untersuchungen fort. Nun wollten wir herausfinden, ob es eine Mischung aus verschiedenen Grassaftpulvern gibt, die die Vorzüge der einzelnen Gräser potenziert.

In weiteren Tests erhielten die Probanden verschiedene Einzel-Grassäfte und Mischungsverhältnisse. Bei der Mehrheit aller Probanden waren Gerstengrassaft und die Mischung Urweizen-Gerste am stimmigsten.

Suche nach der besten Mischung

Nach den eindrucksvollen Ergebnissen mit einzelnen Grassaftpulvern wollte ich nun die ideale Mischung finden. Dazu untersuchten wir vier verschiedene Einzelgräser – Alfalfa, Hafer, Gerste und Urweizen – sowie die Mischungen Gerste-Urweizen und Gerste-Urweizen-Hafer, da Gerste und Urweizen sich bereits als Einzelgrassaft als sehr potent erwiesen hatten in verschiedenen Mischungsverhältnissen, und zwar von 50:50 bis 40:40:20. Ziel dabei war, das Pulver oder die Pulvermischung zu finden, die für die Mehrheit der Testpersonen die meisten Vorteile bringt.

Ich ließ dazu verschiedene Grassäfte und Grassaftmischungen von mehreren Stellen auf ihre Bovis-Einheiten testen. Wie sich herausstellte, haben alle Grassäfte eine sehr hohe Bovis-Energie mit Werten zwischen 8.000 und 9.400 Bovis. Durch das Trinken der Grassäfte können wir daher unseren Körper wieder daran erinnern, auf welcher Frequenz er eigentlich für seine optimale Gesundheit schwingen sollte. Die einzige Ausnahme war Alfalfa, das mit Werten zwischen 5.000 und 6.000 im niedrigeren Bereich der Bovis-Energie war. Alfalfa wurde daher ausgemustert. Eindeutiger Testsieger war der Urweizen als Einzelgrassaft und die Mischung Urweizen und Gerste.

Messung der Lebensenergie

Der französische Physiker *Alfred Bovis* entdeckte, dass man die Lebensenergie von Lebewesen und Lebensmitteln messen kann. Die Werte, in denen man sie angibt, wurden deshalb Bovis-Einheiten genannt.

Die Lebensenergie gesunder Menschen liegt zwischen 7.000 bis 8.000 Bovis-Einheiten. Lebensmittel mit Bovis-Einheiten unter 7.000 rauben unserem Körper Energie. Sie schwächen also seine Lebensenergie. Produkte mit hohen Bovis-Einheiten hingegen energetisieren den Körper. Deshalb ist es so immens wichtig, dass Sie regelmäßig Lebensmittel essen, die Sie mit vielen Bovis-Einheiten versorgen. Grassaft gibt Ihnen dazu die beste Möglichkeit.

Die Aura liefert weitere Beweise

Auch die Aurafotografien zeigen – die Grassäfte stärken das Energiefeld.

Die Messungen der Bovis-Einheiten konnten belegen, welche positive Auswirkungen Grassäfte auf unsere Gesundheit haben. Den nächsten Beweis für ihre Effektivität erhielten wir von Aurafotografien vom Soul Spa in Salzburg. Da unsere Meridian-Messungen zeigten, dass Urweizen mit Gerste eine optimale Mischung für die meisten Probanden ist, verwendeten wir die Mischung auch beim Aura-Test. Auch die Aura wurde jeweils vor und nach dem Trinken der Grassaftmischung gemessen. Bei allen Testpersonen kam es zu einer beachtlichen Steigerung des Energiefeldes. Zudem waren in ihren Energiefeldern nach dem Trinken der Grassaftmischung sogenannte visionäre Ideen und eine bessere Erdung erkennbar. Für mich ist das ein wunderbarer Beleg der vielen Berichte über wiedergefundenen Lebensmut durch Grassäfte.

Gerstengrassaftpulver

Alles in allem schnitt die Mischung Urweizen und Gerste im Verhältnis 50:50 in den meisten Tests am besten ab: Ihre Qualitäten werden im Doppelpack ganz offensichtlich noch wirkungsvoller. Da Urweizengrassaft allerdings nur begrenzt verfügbar ist und deshalb die Mischung aus beiden knapp werden kann, ist Gerstengrassaftpulver die beste Alternative, zumal in der Wirkung nicht viel Unterschied ist.

Auf dem Siegertreppchen

Fazit der Suche: Die Goldmedaille erhält die Grassaftmischung Urweizen und Gerste zu gleichen Teilen. Die Silbermedaille geht an Gerstengrassaft.

Frischer Grassaft oder Grassaftpulver?

Frisch gepresster Grassaft und Grassaft aus Grassaftpulver unterscheiden sich in ihrer Wirkung. Ich gebe dem Grassaftpulver ganz eindeutig den Vorzug. Denn der Grassaft aus Pulver – Rohkostqualität vorausgesetzt – hat erheblich mehr positive Wirkungen für unsere Gesundheit als frischer Grassaft, und das Grassaftpulver ist zudem viel verträglicher. Im Grassaftpulver sind die wertvollen Nährstoffe noch in den robusten Pflanzenfasern gebunden. Das Grassaftpulver ist ein phänomenales Konzentrat, dessen Nährstoffe ohne Verdauungsaufwand dem Körper sofort nach der Einnahme zur Verfügung stehen. Die Gräser werden vor der Bildung des Getreidehalms geerntet, sofort entsaftet und binnen weniger Minuten unter 38 °C sprühgetrocknet.

Vergleichen wir ein Glas frisch gepressten Grassaft und ein Glas Grassaft aus Grassaftpulver, dann zeigt sich, dass der Saft aus Grassaftpulver wesentlich konzentrierter ist und eine geballte Fülle an Nährstoffen besitzt. Deshalb sollten wir den Freilandgräsern den Vorzug geben.

Unterschiede durch den Anbau

Bereits beim Wachstum der Gräser entstehen Qualitätsunterschiede. So haben Gräser, die im Haus angebaut werden, eine völlig andere Vegetationsperiode. Sie benötigen nur etwa zehn Tage, bis sie geerntet und entsaftet werden können. Die für das Grassaftpulver im Freiland angebauten

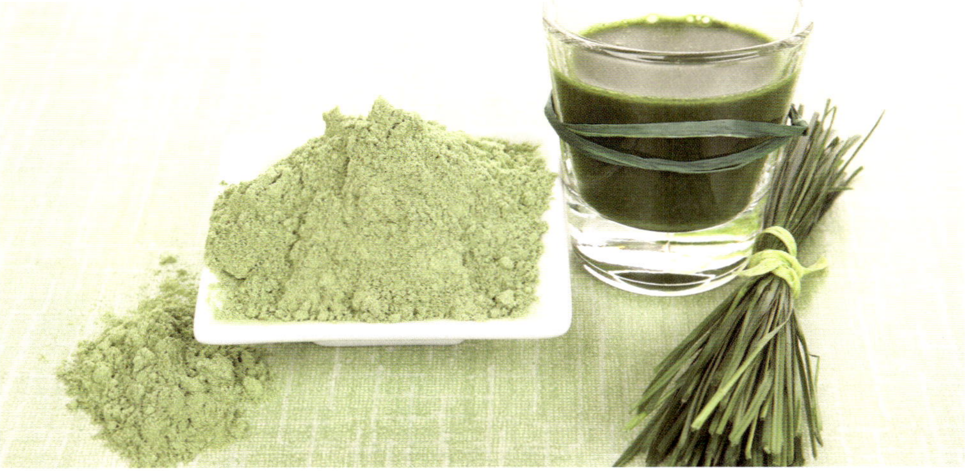

Frische Grassäfte können sehr leicht zu sogenannten »Entgiftungserscheinungen« führen.

Getreidegräser haben dagegen eine wesentlich längere Periode der Reifung, nämlich rund zweihundert Tage, bis sie vor der Bildung des Halms geerntet werden können. Während dieses langen Reifungsprozesses bilden diese Gräser nicht nur wie die im Haus gezogenen viele einfache Zucker, sondern zudem eine Fülle an Aminosäuren. Darüber hinaus enthalten sie weitere komplexere Nährstoffe.

Zu Risiken und Nebenwirkungen …

Frische Grassäfte führen nach dem Trinken häufig zu Beschwerden, wie Kopfschmerzen, Übelkeit, Schwindel und Schweißausbrüche. Diese werden meist als klassische Entgiftungssymptome angesehen. Nach Meinung einiger Experten ist diese Übelkeit auf die Wirkung der vielen freien Zucker im frischen, selbst angebauten Weizengras zurückzuführen. Einige vermuten, dass eine Kombination mit Schimmelsporen an den Getreidekörnern, die nicht keimen und dann zwischen den dicht an dicht angebauten Gräsern auf den Weizengraspaletten zu schimmeln beginnen, für diese Reaktionen verantwortlich ist.

Ob nun echte Entgiftung oder Abwehrreaktion des Körpers: Diese Auswirkungen sind alles andere als wünschenswert, sie sind gerade bei kranken oder rekonvaleszenten Menschen sogar eher kontraproduktiv.

Frischer Grassaft erfordert also ein sehr gutes Fingerspitzengefühl für den eigenen Körper und sollte sehr vorsichtig eingesetzt werden. Meiner Meinung nach entgiftet er primär. Anders dagegen die Grassäfte aus Grassaftpulver: sie sind sehr gut verträglich und liefern uns eine geballte Ladung wertvoller Nährstoffe. Daher können sie auch in nahezu jeder Situation unbedenklich eingesetzt werden, vorausgesetzt, man steigert die Menge langsam.

Für eine sanfte Entgiftung und gleichzeitige Remineralisierung ist Grassaftpulver am besten geeignet.

Rohkostqualität

Wichtig ist dabei, dass die Gräser biologisch im Freiland angebaut werden. Zudem sind die sofortige Verarbeitung direkt nach der Ernte und die schonende Sprühtrocknung des Grassaftes binnen Minuten nach der Pressung ohne Hitzeeinwirkung, das heißt unter 42 °C, äußerst wichtig. Nur wenn diese Faktoren eingehalten werden, bekommen wir ein Lebensmittel in Rohkostqualität.

Besser Grassaftpulver

Nun verstehen Sie sicher, weshalb ich Säfte aus Grassaftpulver allen anderen Darreichungsformen vorziehe. Sie haben meiner Erfahrung nach eine sehr nährende Wirkung. Denn Grassaftpulver ist konzentriert und deshalb ein erstklassiger Nährstofflieferant. Es bewirkt eher eine schonende Entgiftung bei gleichzeitiger Nährstoffzufuhr.

Für optimale Ergebnisse achten Sie bitte darauf, dass das Grassaftpulver in Rohkostqualität ist und keine Zusatzstoffe, wie z. B. Maltodextrin enthält.

EXTRA

So integrieren Sie die grüne Energie in Ihr Leben

Die vorhergehenden Seiten und die beeindruckenden Erfolgsgeschichten aus der Praxis haben gezeigt, wie wichtig es ist, möglichst viel Blattgrün zu sich zu nehmen. Denn Blattgrün ist das wertvollste Elixier für unsere Gesundheit, das die Natur uns schenkt. Dieser Überzeugung bin nicht nur ich, sondern mit mir eine ganze Reihe Ernährungswissenschaftler. Die Experten sind sich inzwischen einig, dass es für unsere Gesundheit unerlässlich ist, wesentlich mehr Blattgrün in unsere tägliche Nahrung zu integrieren.

Doch meist übersteigt bei vielen Menschen die Menge an Blattgrün oft nicht einmal die »homöopathische Dosis«, da sie häufig nur einige Salatblätter zur Dekoration am Tellerrand ihres Mittagessens haben. Wer sich tapfer an mehr wagt, serviert sich das wertvolle Grün in der Regel als Beilage in Form eines gemischten Salates. Um sich ausreichend mit Blattgrün zu versorgen, genügt das allerdings bei Weitem nicht. Daher müssen wir einen anderen Weg beschreiten. Einen, der uns dazu bringt, täglich ausreichend Blattgrün zu uns zu nehmen, ohne dass wir dazu unsere Ernährung komplett umstellen müssen.

Dieses wichtige Ziel erreichen wir über die Säfte aus Grassaftpulver. Sie geben uns die wirksamste und praktischste Möglichkeit an die Hand, die so wichtige grüne Energie einfach in unsere tägliche Nahrung zu inkludieren.

Es ist ein modernes, gesundes Fast Food!

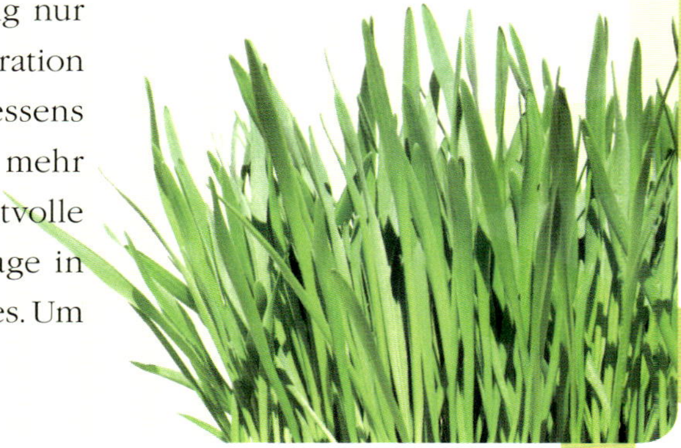

Schluckweise Gesundheit

Für Ihre tägliche, grüne Energieaufnahme müssen Sie nur wenig tun. Die Anwendung des Grassaftpulvers ist, wie im Folgenden dargestellt, denkbar einfach. Nur wenige Dinge gilt es dabei zu beachten:

Für jeden in nahezu jeder Situation

Grassaftpulver lässt sich meiner Meinung nach in nahezu jeder Situation einsetzen.

- **Für Kindergarten- und Schulkinder sowie für Teenager**

Sie sind noch im Wachstum und brauchen viele unterschiedliche gesunde Nährstoffe. Mit Grassaft fällt ihnen das Lernen leichter, und vielfach entwickeln sie sich von der kleinen »Kratzbürste« wieder zum »Schmusekätzchen«.

- **Für Schwangere**

Dr. Hagiwara, ein japanischer Gerstengrassaftpionier hat festgestellt, dass Mütter, die in der Schwangerschaft auf eine basische Ernährung geachtet haben, gesunde und seelisch ausgeglichene Kinder zur Welt brachten.

- **Für Erwachsene**

Zum Ausgleich gelegentlich auftretender Stressphasen und zur generellen Gesundheitspflege und Vorbeugung von Krankheiten

- **Für Senioren**

Zum vermehrten Ausgleich des Säure-Basen-Haushalts und zur natürlichen Verjüngung

- **In der Rekonvaleszenz**

In Zeiten der Heilung nach Krankheiten oder Verletzungen unterstützen Grassäfte den Körper ideal mit ihrer Fülle an Nährstoffen.

- **Für Tiere**

Grassäfte bewirken ein schönes seidiges Fell und fördern die Ausgeglichenheit von Tieren.

»Es gibt niemanden, der es nicht braucht.«
(Anonym)

So wenden Sie Grassaftpulver richtig an

- Rühren Sie einen gehäuften Teelöffel Pulver in 250 ml kaltes stilles Wasser.

- Trinken Sie diese Mischung zwei- bis dreimal am Tag.

- Bei akuten Beschwerden geben Sie zwei gehäufte Teelöffel auf 250 ml stilles kaltes Wasser und wiederholen dies drei-, bei Bedarf fünfmal täglich.

Gesundheit fördernde Maßnahmen verlangen anfangs Konsequenz und Geduld. Erfolg stellt sich nur ein, wenn wir nicht vorschnell aufgeben.

- Trinken Sie langsam und in kleinen Schlucken. Behalten Sie jeden Schluck auch immer kurz im Mund, und ziehen sie den Grassaft durch die Zähne, bevor Sie ihn schlucken, denn das macht den Mundraum basisch – ist also wie ein »Basenbad« für den Mund- und Rachenraum.

- Trinken Sie den Grassaft immer frisch zubereitet. Länger aufbewahrt hat er bereits einen Großteil seines Reaktionpotenzials verloren. Bereits 30 Minuten nach der Zubereitung ist die Effektivität erheblich reduziert.

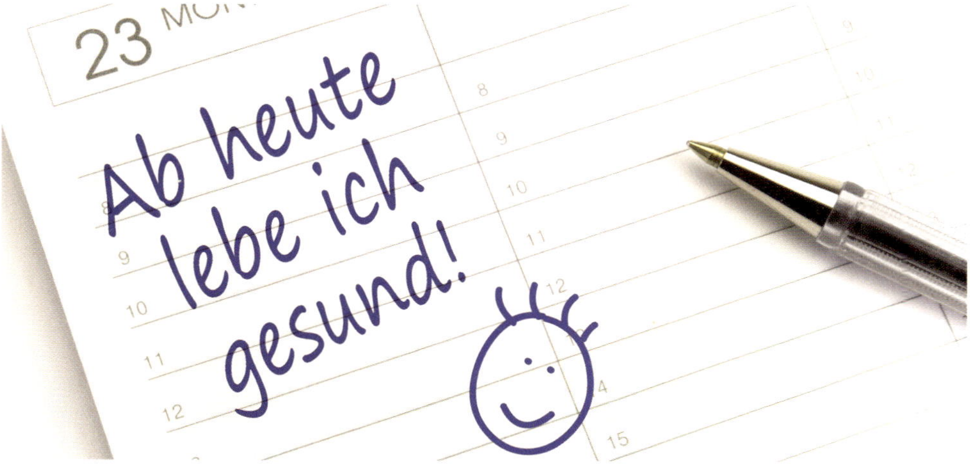

Einnahmezeiten

- Trinken Sie den Grassaft stets auf nüchternen Magen, also vor den Mahlzeiten. Denn damit werden die Inhaltsstoffe am besten und am schnellsten aufgenommen.

- Warten Sie nach der Einnahme immer etwa 30 Minuten bis zur nächsten Mahlzeit. Denn gleich danach ist der Magen etwas im basischen Bereich. Wir brauchen jedoch einen sauren Magen, damit die Inhaltsstoffe der Nahrung gut aufgeschlossen werden können.

- Trinken Sie abends den Grassaft eine Stunde vor dem Schlafengehen, damit die Säuren, die im Körper zirkulieren, neutralisiert werden. Auf diese Weise kann sich Ihr Körper nachts gut regenerieren, und die »Batterien« werden wieder aufgeladen.

- Wenn Sie Medikamente einnehmen müssen, warten Sie danach bitte 30 Minuten, bis Sie den Grassaft zu sich nehmen.

- Verzichten Sie eine Stunde vor und eine Stunde nach dem Trinken des Grassafts auf Kaffee und schwarzen Tee, da deren Gerbstoffe die Aufnahme von Eisen im Saft herabsetzen.

Wenn Grassaft gleichzeitig mit Medikamenten genommen wird, kann die Wirkung der Medikamente herabgesetzt werden, da die Arzneistoffe teilweise vom Blattgrün neutralisiert werden!

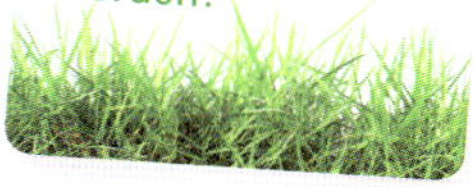

Regulieren Sie die Menge nach Ihrem Bedarf

Orientieren Sie sich mit der Menge an Grassaft nach Ihrem individuellen Bedarf. Erhöhen Sie die Menge bei akuten Beschwerden oder bei starker körperlicher Beanspruchung. Reduzieren Sie anschließend die Menge wieder auf eine gesunde Basis zur Aufrechterhaltung Ihres Wohlbefindens.

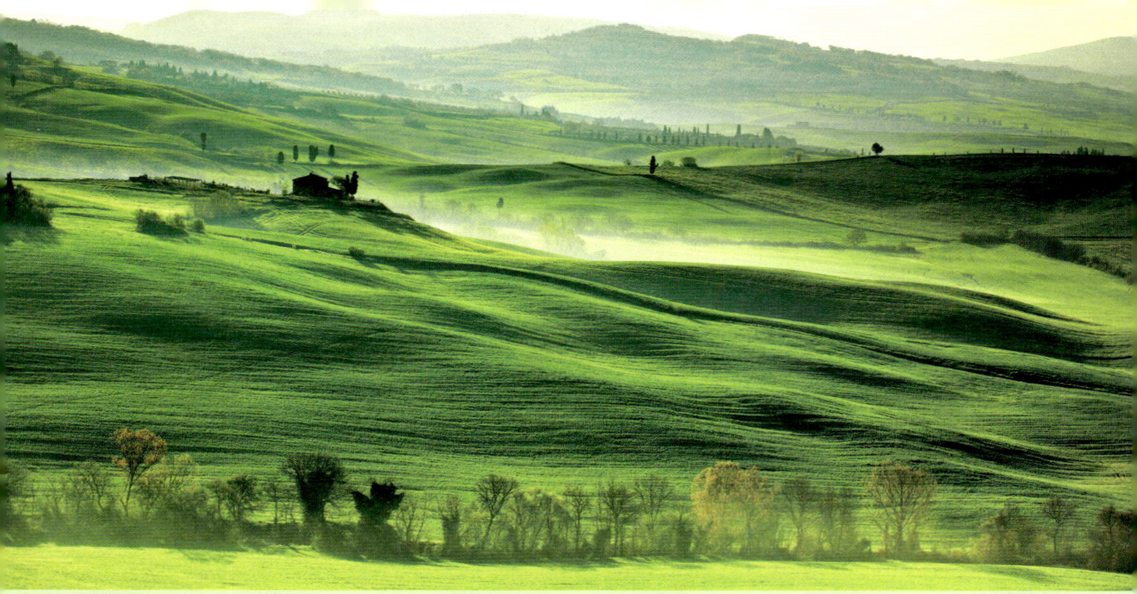

Geheimnis Blattgrün

Grün schenkt uns Ruhe und belebt Körper und Seele. Mit der Eigenschaft *grün* verbinden wir Natur, Leben, Frühling, Frische, Zuversicht, Neubeginn und Hoffnung.

Grün ist die Farbe der Mitte. Sie wirkt gerade wegen ihrer Neutralität beruhigend, ohne uns dabei zu ermüden. Als Symbol für Harmonie, Leben und Hoffnung gibt Grün uns Kraft und Stärke und kurbelt unsere Regeneration an. Im Grunde kennt jeder die positive Heilwirkung dieser Farbe auf Körper, Geist und Seele. Denken Sie nur daran, wie entspannend und erholend ein kleiner Spaziergang durch Wald und Wiesen sein kann. Oder nehmen Sie das Stadtleben, bei dem schon jeder kleine Park für uns eine nährende Oase in der Betonwüste ist.

Woher kommt das wunderbare Grün?

Der natürliche Ursprung für Grün ist Chlorophyll, dessen Name sich aus den griechischen Wörtern »chloros« für grün und »phyllon« für Blatt zusammensetzt, daraus ergibt sich Blattgrün. Chlorophyll ist eine der interessantesten

Substanzen in der Natur. Chlorophyll ist wie die Sonne Grundlage allen irdischen Lebens. Denn nur mit Hilfe von Chlorophyll kann bei der Fotosynthese, dem wohl wichtigsten Stoffwechselprozess zur Energiegewinnung, Sonnenlichtenergie in chemische Energie umgewandelt werden. Das Blattgrün, das sich in den sogenannten Chloroplasten befindet, wird nämlich von den Sonnenstrahlen angeregt und liefert der Pflanze dadurch die nötige Energie, Kohlenstoffdioxid und Wasser in Traubenzucker und Sauerstoff zu verwandeln, und das in immensen Mengen: Eine 115-jährige Buche mit rund 200.000 Blättern verarbeitet beispielsweise an einem sonnigen Tag 9.400 Liter Kohlenstoffdioxid zu 12 Kilogramm Traubenzucker. [8]

Allein Pflanzen sind dazu imstande, sich selbst mit Energie zu versorgen. Daher nennt man sie auch *autotroph,* sich selbst ernährend. Menschen und Tiere sind hingegen darauf angewiesen, Energie über die Ernährung aufzunehmen. Deshalb sind wir *heterotroph.*

Pflanzen stehen am Anfang der Nahrungskette. Sie sind unser wichtigster Nahrungslieferant und versorgen zudem alle Lebewesen mit dem lebensnotwendigen Sauerstoff. Das allein ist schon phänomenal. Doch die grünen Blätter der essbaren Pflanzen bergen ein weiteres Geheimnis: Sie unterstützen maßgeblich unsere Gesundheit sowie die Regeneration und Heilung von Krankheiten.

Wir alle brauchen die grünen Pflanzen – nur sie vermögen es, Sonnenenergie in für uns verwertbare chemische Energie umzuwandeln.

Kleiner Abriss der grünen Geschichte

In vielen verschiedenen Epochen und Kulturen wusste man um die immensen Kräfte, die grüne Pflanzen und Blattgrün enthalten. Bereits im alten China wurde dem Kaiser im Frühjahr traditionell Getreidegrassaft zur Blutreinigung verabreicht.

Nach dem Mittelalter wurde es dann still um das Blattgrün. Erst im 20. Jahrhundert wurde die Wirkung von Chlorophyll auf die Gesundheit wiederentdeckt.

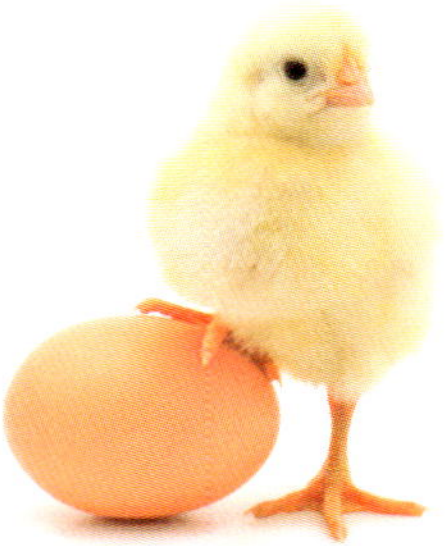

Auch die Priesterärzte der Essener kannten das große Potenzial, das im Chlorophyll steckt. So steht im Friedensevangelium der Essener: »Aber von allen Dingen ist das kostbarste Geschenk eurer Erdenmutter das Gras, auf das ihr Gedankenlose tretet. Wahrlich ich sage euch, das bescheidene Gras ist mehr als Nahrung für den Menschen und das Tier.« Bei den Kelten verwendeten die Druiden den frisch gepressten Saft von Getreidepflanzen zur Heilung von Krankheiten. Ihre Krieger bekamen Getreidegrassaft als Stärkungsmittel vor einer Schlacht. Da mag vielleicht dem einen oder anderen der legendäre Zaubertrank der Gallier in den Sinn kommen, der auch ein Geheimnis barg ...

Dr. Charles F. Schnabel, ein amerikanischer Landwirtschaftschemiker entdeckte um 1930 erneut die phänomenalen Kräfte der Getreidegräser. Als seine Küken ernsthaft erkrankten, heilte er sie mit jungem Grün von Getreidegräsern. Bei weiteren Experimenten stellte er fest, dass diese Hühner Eier mit stärkeren Schalen legten und die jung geschlüpften Küken frei von Krankheiten waren. Er erkannte zudem, dass Getreidegräser kurz vor der Halmbildung eine sagenhafte Nährstoffdichte aufwiesen. Seine Entdeckung der besten Erntezeit vor dem Halmbildungs-Zeitpunkt wurde sogar beim USA-Patent-Büro angemeldet. Daraufhin investierten viele große Firmen, wie beispielsweise *Quaker Oats* in weitere Studien über Grasprodukte für Mensch und Tier. Die Erfolge waren so beachtlich, dass sogar die *Business Week* von dem neuen *Health-Food* berichtete: »15 Pfund Weizengras hat den gleichen Nährstoffwert wie 175 Pfund Gartengemüse. Wir haben noch nicht einmal an der Oberfläche gekratzt, welche Bedeutung die Getreidegräser in der Zukunft für uns haben können.« *Schnabels* Vision, Getreidegrasprodukte für die breite Bevölkerung zugänglich zu machen, hätte er beinahe realisiert. Einige Jahre später konnte man seine Produkte in den meisten großen Drogerieläden in Amerika und Kanada kaufen.

1940 veröffentlichte der amerikanische Arzt *Dr. Benjamin Gruskin* im »Journal of Surgery« seine therapeutischen Erfahrungen. Er berichtete von mehr als 1.200 Patienten, bei denen er Chlorophyll als Heilmittel eingesetzt hatte. Und das mit sehr großem Erfolg: Wunden und Verletzungen heilten viermal so schnell. Magenschleimhautentzündungen, Infektionen und Hauterkrankungen besserten sich ebenfalls deutlich schneller. Insgesamt listete *Gruskin* über 100 Krankheiten und Beschwerden auf, bei denen er Chlorophyll erfolgreich eingesetzt hatte.

In der Mitte des 20. Jahrhunderts heilte sich die Amerikanerin *Dr. Ann Wigmore* mit Hilfe von Weizengrassäften von Krebs und – wie es heißt – einem Gangrän, einer schweren Durchblutungsstörung in den Beinen. Beflügelt von ihrer eigenen Heilung eröffnete sie Anfang der 1960er-Jahre das *Hippokrates Institute* in Boston, wo mit Leben spendenden Nahrungsmitteln – wie Grassäften, Blattgrün, Keimen und Sprossen – die Gesundheit wiederhergestellt wurde.

Die *Hippokrates Institutes,* von denen es mittlerweile einige gibt, sind heute Anlaufstellen für Schwerstkranke aus der ganzen Welt.

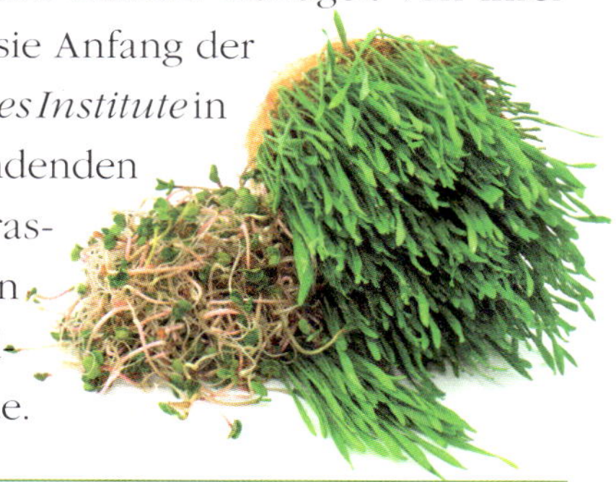

»Chlorophyll wird im kommenden erleuchteten Zeitalter das Hauptprotein sein. Im frisch zubereiteten Getränk enthält es kondensierten Sonnenschein und den für die Wiederbelebung des Körpers erforderlichen elektrischen Strom, und es wird Teile des Gehirns erschließen, von denen der Mensch heute noch nichts weiß.« *Ann Wigmore*

Die heilenden Kräfte der Getreidegräser

Bereits der deutsche Chemiker *Richard Willstätter*, 1915 Nobelpreisträger für Chemie, erkannte die chemische Ähnlichkeit von Chlorophyll, dem grünen Pflanzenfarbstoff, mit dem roten Blutfarbstoff Hämoglobin (genauer: mit Hämin), dessen Aufgabe es ist, Sauerstoff in unseren Körper zu transportieren. Chlorophyll und Hämoglobin werden gern als »chemische Zwillinge« bezeichnet. Die Molekülstruktur ist nahezu identisch (→ Seite 24). *Willstätter* bemerkte: »Chlorophyll wirkt bei anämischen Tieren ebenso schnell blutbildend wie Eisen.«

Viele Ernährungswissenschaftler sind davon überzeugt, dass Chlorophyll die Blutbildung stimuliert, die Zellatmung anregt und dem Körper hilft, permanent hochwertiges Hämoglobin zu bilden. Schon seit der Entdeckung der chemischen Ähnlichkeit der beiden Stoffe vermuteten Wissenschaftler, dass der Körper Chlorophyll direkt für die Bildung von Hämoglobin benutzen kann. Diese Theorie ist allerdings bis heute wissenschaftlich noch nicht bewiesen.

Chlorophyll unterstützt die optimale Leistungsfähigkeit des Körpers, indem es viele Beschwerden nahezu magisch verschwinden lässt und die Sauerstoffversorgung fördert.

Den Grassäften wird noch immer ein magischer Stoff zugeschrieben, der »Grassaftfaktor«. Viele Wissenschaftler können sich die nahezu wundersamen Gesundheitsverbesserungen durch Grassaft kaum erklären.

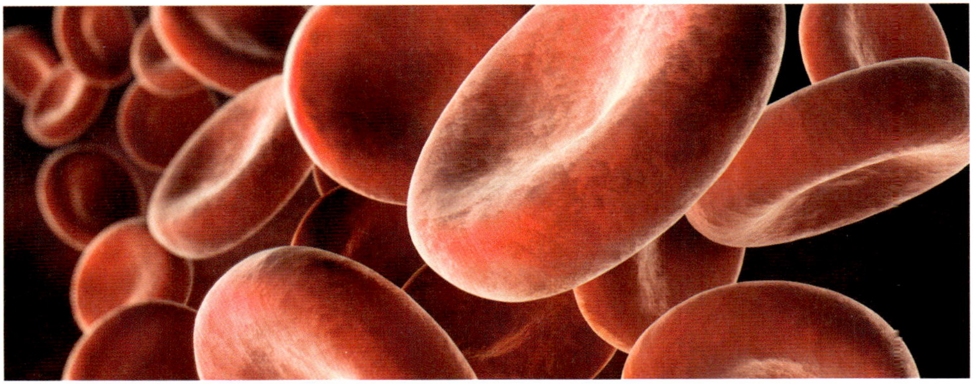

Dr. Yoshehide Hagiwara, ein japanischer Apotheker, dessen Traum es war, die heilenden Kräfte des Chlorophylls durch grünes Pulver der Bevölkerung ebenso leicht zugänglich zu machen wie Instant-Kaffee, untersuchte etwa 150 verschiedene essbare grüne Pflanzen. Dabei fand er heraus, dass die Getreidegräser Gerste, Weizen, Roggen und Hafer die bemerkenswerteste Menge an aktiven Inhaltsstoffen besitzen. Reich an Mineralien, Spurenelementen wie Chrom und Bor, Vitaminen wie C, E, K, Beta-Carotin und Folsäure, essenziellen Aminosäuren und über achtzig Enzymen und sekundären Pflanzenstoffen ist es das perfekte Lebenselixier für unseren Körper.

Säure- und Basen-Haushalt

Idealerweise liefert uns die tägliche Nahrung genügend basische Mineralien, um eventuelle Säuren zu neutralisieren. Komplexe Kohlenhydrate wie in Brot, Nudeln und anderen Getreideprodukten werden im Körper ebenfalls zu Zucker (Zucker = Säure) verstoffwechselt. Um diese Säuren gefahrlos durch den Körper zu schleusen, holt er die entsprechende Menge an basischen Mineralien aus den größten Mineralkonzentrationen unseres Körpers, den Zähnen, Knochen, dem Haarboden und dem Bindegewebe. Werden die Ansammlungen nach und nach geleert, ohne sie wieder aufzufüllen, stellen sich unter anderem Karies, Haarausfall, Cellulitis und Gelenk- und Knochendichteprobleme ein. Remineralisierung bedeutet das Auffüllen der Depots mit wertvollen natürlichen Mineralien.

Grassaft, die »grüne Lichtkraft«, ist vor allem deshalb so gesund, weil er Säuren neutralisiert und dadurch unseren Säure-Basen-Haushalt ausgleicht.

Wenn Sie übersäuert sind und versuchen, Ihre Nährstoffdefizite mit Ernährung oder natürlichen Nahrungsergänzungen wieder aufzufüllen, werden die darin enthaltenen basischen Mineralien in erster Linie dazu verwendet, die

Säuren zu neutralisieren. Selbstverständlich ist es wichtig, durch eine gesunde Lebensweise und Ernährung die Produktion weiterer Säuren zu vermeiden. Es ist sinnvoll, ein natürliches Basenmittel als Grundversorgung heranzuziehen. Das Basenmittel neutralisiert die Säuren, und die in der vitalstoffreichen Ernährung oder in der Nahrungsergänzung enthaltenen Mineralien können dazu verwendet werden, die Depots wieder zu füllen.

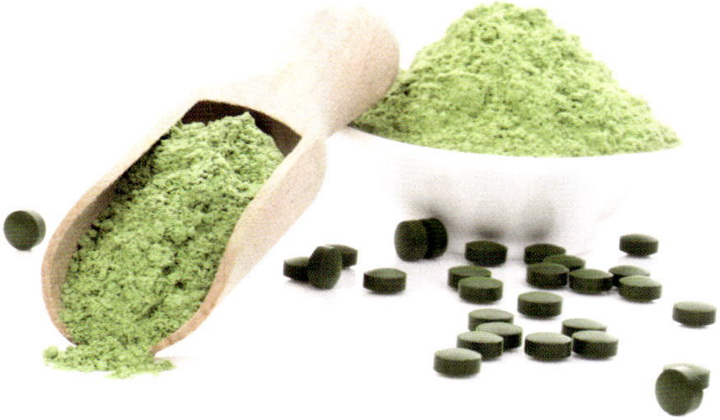

Sobald Sie beginnen, den Körper zu remineralisieren, werden Sie feststellen, dass die gesundheitlichen »Baustellen« im Körper von Woche zu Woche weniger werden. Das ist mit einem Eimer voller Löcher vergleichbar, den wir zu füllen versuchen. Erst wenn die Löcher geschlossen werden, können wir den Eimer füllen. Wenn wir die Basis korrigieren, nämlich das Säure-Basen-Gleichgewicht, arrangiert sich vieles von selbst. Damit schaffen wir die Basis für Gesundheit. Schon *Professor Claude Bernard* wies Mitte des 19. Jahrhunderts darauf hin, dass Krankheiten nur dann auftreten können, wenn sie einen entsprechenden Nährboden vorfinden. In einem gesunden Milieu halten sich nur körperfreundliche Bakterien auf.

Wenn unseren Zellen alle Nährstoffe zur Verfügung stehen, die sie brauchen, gehen aus der Zellteilung wieder gesunde Zellen hervor.

Die Basis eines gesunden Körpers ist ein ausgewogenes Säure-Basen-Gleichgewicht. Chlorophyllreiche Säfte stellen diese positive Basis mit ihrer Fülle an Mineralien wie Kalzium, Magnesium, Kalium, Natrium, Mangan, Eisen und Zink wieder her, sie sind gesundes Futter für die Zellteilung, die in unserem Körper pro Sekunde milliardenfach geschieht.

»Es ist unmöglich, ein hohes Energieniveau zu erhalten, wenn wir uns von totem Material ernähren. Wir sehen so aus, als bestünden wir aus fester Materie, aus Fleisch und Blut, aber wir sind reine Energie. Betrachten wir den menschlichen Körper: Er setzt sich aus Milliarden von Zellen zusammen, die aus einer Vielzahl von Molekülen bestehen. Diese sind nur eine Gruppierung von Atomen, enthalten Protonen, Neutronen und Elektronen, die sich wiederum aus Subatomen zusammensetzen. Bei noch genauerem Hinsehen erkennt man jedoch, dass diese nur aus elektromagnetischen Schwingungen bestehen. Kurz: Wir sind im Grunde genommen reine Energie.
Betrachten wir das, was wir essen, einmal unter diesem Aspekt, wird klar, dass unsere Nahrung unseren Schwingungszustand beeinflusst. Bestimmte Nahrungsmittel steigern unsere Energie und unsere Schwingungen, während andere sie reduzieren. Alle Krankheiten resultieren aus einem Abfallen der Schwingungsenergie, und wenn unsere Energie über ein bestimmtes Maß hinaus absinkt, verlieren die Körperzellen sofort ihre Eigenschwingung und geraten in einen chemisch sauren Zustand. Dieser übersäuerte Zustand ist ein Signal an die Mikroorganismen dieser Welt, die Viren, Bakterien und Pilze, dass es Zeit ist, das abgestorbene Gewebe zu kompostieren. Das ist ihre Aufgabe im physischen Universum. Sie sorgen dafür, dass der Körper der Erde zurückgegeben wird.«
»Der Weg nach Shamballah« von James Redfield

Epigenetik

Die Epigenetik (griechisch *epi* = obenauf und *genea* = Abstammung) erforscht die Einflüsse der Umwelt und der Ernährung auf unsere Gene. Es gibt bestimmte Faktoren, unter denen bestimmte Gene an- oder wieder abgeschaltet werden können. Ganz anders als die Genmanipulation, bei der Gene direkt manipuliert werden, wird in der Epigenetik das Umfeld verändert, mit dem Effekt, dass bestimmte Gene darauf reagieren. So wird in der Epigenetik beispielsweise auch nach Nährstoffen gesucht, die bewirken, dass sich *gute und gesunde* Gene (Gene, die für Gesundheit stehen) wieder anschalten. Denn in der Wissenschaft der Epigenetik geht es darum, mit gezielten Nährstoffgaben das Milieu so zu verbessern, dass bestimmte Gene aktiviert werden.

Man hat in wissenschaftlichen Studien festgestellt, dass im fortgeschrittenen Alter andere Gene aktiv sind als in jüngeren Jahren. Mit den optimalen Nährstoffen können die altersbedingten Gene wieder schlafen gelegt werden und gleichzeitig die Genmarker, die für Jugendlichkeit stehen, wieder aktiviert werden.

Am besten lässt sich die Wissenschaft der Epigenetik mit den Honig-Bienen erklären. Allein das Futter bestimmt, welche Biene Arbeiter und welche Königin wird.

Wenn Sie jetzt befürchten, Sie müssten Ihr Leben und Ihre Ernährung um 180° Grad umkehren, dann seien Sie beruhigt: Die ersten Effekte erzielen Sie bereits mit der Einbeziehung der Grassäfte in Ihre Nahrung. Sie werden so begeistert sein von Ihrem neuen Körpergefühl, dass Sie von selbst immer mehr Energie und mehr Gesundheit haben wollen.

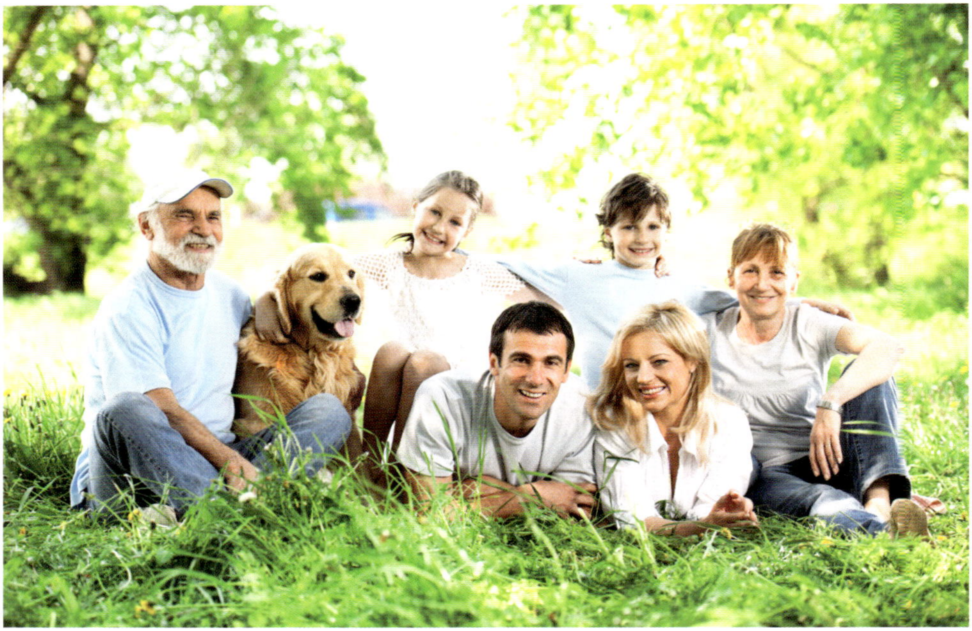

Häufige Fragen

Natürlich stellen sich jedem, der mit der grünen Ernährungsweise beginnt, verschiedene Fragen. Das erlebe ich regelmäßig bei meinen Vorträgen und täglich in meiner Praxis. Ich habe daher im Folgenden die Fragen aufgelistet, die mir häufig gestellt werden.

Kann ich täglich Grassaft trinken?

Selbstverständlich können Sie täglich Grassaft nehmen, das ist sogar optimal. Sie können die Dosis Ihrem persönlichen Tagesbedarf anpassen. Wenn Sie Ihren Säure-Basen-Haushalt erst einmal grundsätzlich verbessert haben, kann Ihnen an Tagen, an denen Sie ausreichend vitalstoffreiches Essen genießen, genügend Schlaf haben und nicht gestresst sind, möglicherweise bereits die Basisdosis am Morgen genügen. Wenn Sie allerdings gerade aufgrund von vermehrtem Stress und Schlafmangel einen höheren Bedarf an *grüner* Unterstützung haben, sollten Sie die Dosis auf zwei- bis dreimal täglich eine Tasse erhöhen. Auf diese Weise können Sie individuell an Ihre täglichen Herausforderungen angepasst Ihr Vitalstoff-Defizit korrigieren und kompensieren.

> Mit Grassaft können Sie sich immer ausgleichen. Genießen Sie ihn täglich!

Kinder für Grassaft begeistern

Ich kann mir nicht vorstellen, dass meine Kinder die Grassäfte und die grünen Smoothies mit Begeisterung zu sich nehmen. Wie lassen Sie sich davon überzeugen?

In meinen Beratungen erlebe ich oft, dass Mütter die Integration des Grassaftes in die Ernährung der Familie schnell abtun mit der Feststellung: »Wäre schön, aber mein Kind trinkt so etwas nicht.« Dass Kinder Grassaft trinken, lässt sich erreichen, wenn Sie Ihnen auf einfache und verständliche Weise erklären, dass Grassäfte die Gesundheit der ganzen Familie grundlegend verbessern können. Wichtig dabei sind gute Argumente: »Weil es gut für dich ist!«, ist nicht genug. Übrigens sind auch kleinere Kinder genauso daran interessiert, gesund zu sein. Wenn sie spüren, dass etwas gut für sie ist, sind sie oft konsequenter als die Erwachsenen.

Als nächsten Schritt beziehen Sie die Kinder ganz gezielt in die Herstellung des Grassaftes und der grünen Smoothies mit ein – damit wecken Sie automatisch ihr Interesse. Mein Sohn stand schon mit zwei Jahren auf einem kleinen Hocker

Basis-Anwendung

Früh nüchtern 1 bis 2 gehäufte Teelöffel auf 250 ml stilles kaltes Wasser

Anwendungshinweise

- Das Pulver ist in Rohkostqualität und löst sich deshalb nicht leicht auf, erst mit wenig Wasser gut verrühren und dann aufgießen.
- Wenn Sie morgens nüchtern eine Schilddrüsentablette nehmen, warten Sie bitte 30 Minuten, bevor Sie den Saft trinken.
- Generell ist ein Abstand zur Medikamenteneinnahme wichtig: 30 Minuten vor dem Grassaft und nach dem Grassaft bitte keine Medikamente nehmen.
- Marcumarpatienten sollten bitte nur in Absprache mit Ihrem Hausarzt Grassaft nehmen, da das im Grassaft enthaltene Vitamin K die Blutgerinnung beeinflusst.
- Der Grassaft ist immer etwa 30 Minuten vor den Mahlzeiten einzunehmen, da er so am besten aufgenommen wird.
- Bitte vermeiden Sie eine Stunde vor und nach dem Grassaft Kaffee und schwarzen Tee, insbesondere wenn Ihr Körper Eisen aufnehmen soll, da gerbstoffhaltige Produkte die Aufnahme von Eisen behindern.

in der Küche und mixte seine Smoothies selbst. Auch von anderen Kindern höre ich, dass sie geradezu begeistert davon sind, selbst an der Herstellung der Smoothies beteiligt zu sein: Die Früchte aussuchen, mitbestimmen, welche Kombinationen gewählt werden. Blattgrün zu sammeln und mit der Familie an einer Wildkräuterwanderung teilzunehmen, macht ihnen sehr viel Spaß. Mitverantwortlich für das Essen zu sein oder für die Entscheidung, welche Grünpflanzen im nächsten Jahr im Garten gepflanzt werden, ist für viele Kinder eine tolle Erfahrung. Kinder brauchen Möglichkeiten, selbst bestimmen zu dürfen.

Eine gute Sache ist beispielsweise, einen ½ Teelöffel Grassaftpulver mit einer Banane zerdrückt oder in frisches Apfelmus gemischt zuzubereiten. Zur besseren Annäherung an Grün empfehle ich frisch gepressten grünen Apfelsaft, also Apfel mit grünen Blättern wie Löwenzahn entsaftet. Das Resultat schmeckt süß nach Apfel und sieht grün aus. Damit erreichen Sie auf ganz einfache Weise, dass etwas Grünes auch gut schmecken kann. Hilfreich ist es ferner, aus dem Grassafttrinken ein morgendliches Ritual zu gestalten: Trinken

Wenn man Grassaft mit entsafteten Früchten mischt, erhält man einen gesunden und leckeren Drink.

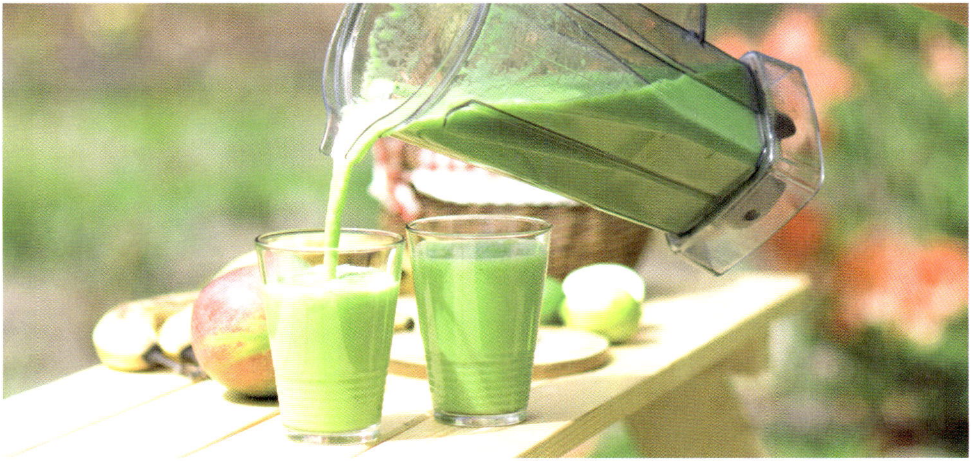

Sie zunächst ein kleines Glas Grassaft, wie einen Aperitif, den Sie schön dekorieren, und essen Sie dann eine halbe oder ganze zerdrückte Banane mit etwas Grassaftpulver. Man sollte nie vergessen, dass Resultate überzeugen – auch Kinder. Dazu passt diese Begebenheit mit meinem Sohn Diamond: Er macht gern morgens seine Hausaufgaben und stellte vor einigen Jahren bei einem Glas Grassaft fest, dass er besser rechnen konnte. Das überzeugte ihn. Danach bestand er darauf, Grassaft als Pausengetränk in die Schule mitzunehmen. Seine Schwestern, die das eher peinlich fanden, fragten ihn, wie er damit umginge, wenn die Farbe seines Pausengetränks die Aufmerksamkeit seiner Mitschüler erregen würde. Darauf erwiderte er: »Ich sage, das ist Grassaft, ohne große Erklärungen.« Was wieder einmal zeigt, dass wir Erwachsenen oft viel zu kompliziert denken.

Schönheitselixier aus eigener Herstellung

Vor einigen Jahren habe ich an einer Mädchenrealschule einen Gesundheitsworkshop mit dem Thema »Fit for Life« gehalten. Dabei haben wir auch miteinander eine kieselsäurereiche Schönheitslimonade aus Brennnessel, Zitrone und Apfel mit dem Mixer kreiert sowie einige grundlegende Ernährungsregeln besprochen. Die Mädchen waren hellauf begeistert: Strahlendes Aussehen, eine schöne, reine, pickelfreie Haut, dazu Energie, mit der sie Bäume ausreißen können sowie die Fähigkeit, sich ausgezeichnet konzentrieren zu können, was das Lernen einfacher macht, waren überzeugende Argumente. Sie fanden es »rundum toll«, eine Art von Gebrauchsanweisung für ihren Körper zu bekommen und endlich etwas für gutes Aussehen tun zu können, ohne dabei auf Pickel-Lotionen angewiesen zu sein.

Es ist wichtig, dass Kinder und Jugendliche lernen, Verantwortung für ihre Gesundheit zu übernehmen.

Intensiv-Anwendungen

Eventuell in Absprache mit Ihrem Therapeuten.

Zusätzlich zur Basis-Anwendung morgens

Anwendungshinweise

- 30 Minuten vor dem Mittagessen 1 bis 2 TL auf 250 ml stilles Wasser.
- Etwa eine Stunde vor dem Schlafen gehen 1 bis 2 TL Grassaftpulver auf 250 ml stilles Wasser (bitte einen Abstand von 1 ½ Stunden zur Abendmahlzeit). Dadurch werden die Säuren im Körper abgepuffert, und der Körper kann sich über Nacht besser regenerieren.
- In seltenen Fällen wird beim Trinken der Grassäfte Übelkeit empfunden. Wenn es Sie betrifft, lassen Sie sich etwa 20 Minuten Zeit zum Grassaft, und trinken Sie immer wieder einen Schluck davon.
- Bitte fangen Sie langsam an, und steigern Sie langsam die Dosis.
- Beginnen Sie auf jeden Fall mit 1 TL morgens.
- Dann 1 TL morgens, 1 TL mittags und 1 TL abends.
- Trinken Sie langsam und schluckweise, ziehen Sie den Saft durch die Zähne, das wirkt zusätzlich wie ein Basenbad für den Mundraum.

Die Grassäfte sind ein natürliches Nahrungsergänzungsmittel und als Zusatz zu einer gesunden, vitalstoffreichen Ernährung gedacht.

Sie ersetzen keinesfalls eine vernünftige Basisernährung.

Wenn Sie die Grassäfte in Ihre Ernährung mit einbeziehen, handeln Sie eigenverantwortlich. Die Informationen beruhen auf Erfahrungswerten, es wird keine Haftung übernommen für Schäden, die sich direkt oder indirekt aus der Anwendung der erwähnten Produkte ergeben. Die Anwendung der Grassäfte ersetzt nicht die Diagnose oder Therapie eines Arztes oder Heilpraktikers.

Ich habe Probleme mit dem Geschmack von Grassaft.

Das geht einigen Menschen zunächst auch so. Darauf antworte ich immer: Halten Sie sich das Ziel vor Augen. Denken Sie an die strahlende Gesundheit, die sich damit einstellt. Mit einem positiven Ziel vor Augen lassen sich die ersten Tage, in denen Ihnen der Geschmack des Grassafts widerstrebt, sehr gut überstehen. Das bestätigte mir auch kürzlich ein Klient in meiner Beratung: »Es sind nur die ersten sieben Tage, dann gewöhnt man sich daran.«

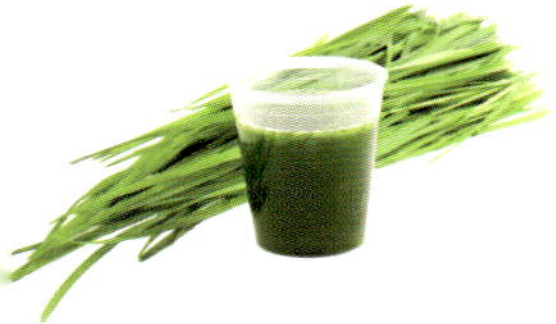

Manche müssen sich erst mit dem Geschmack des gesunden Grüns anfreunden.

Hilfreich ist zudem, anfangs die Dosis zu reduzieren. Starten Sie mit einem gestrichenen TL Grassaftpulver auf einen ½ Liter Wasser. Eine andere Möglichkeit ist es, das Pulver in einen – idealerweise frisch gepressten – Gemüsesaft einzurühren. Nehmen Sie jedoch keinen Fruchtsaft, denn er enthält zu viel Zucker. Die basischen Mineralien im Grassaftpulver würden dann primär für die Neutralisierung des enthaltenen Zuckers verwendet werden. Das Gleiche gilt auch für Karottensaft. In Extremfällen zerdrücken Sie eine halbe Banane und mischen 1 TL Grassaftpulver hinein.

Diese erleichternden Maßnahmen sollten Sie jedoch nur zu Beginn einsetzen. Auf längere Sicht ist es wichtig zu versuchen, dahin zu kommen, Grassaftpulver ausschließlich mit Wasser zu mischen. Damit ist gewährleistet, dass die darin enthaltenen Nährstoffe optimal vom Körper aufgenommen werden.

Ich empfinde manchmal Übelkeit nach dem Trinken von Grassaft.

Grassaft wird idealerweise immer vor den Mahlzeiten getrunken. Bei Grassaft nach einer Mahlzeit kann der Magen schon einmal mit Übelkeit reagieren, wenn er plötzlich ein alkalisches Getränk bekommt.

Grassaftpulver in Kapseln

Es kann immer wieder einmal vorkommen, dass es jemand geschmacklich nicht möglich ist, Grassaftpulver zu trinken. Was tun? Eine Lösung dieses Problems könnten Grassaftkapseln sein. Sie sind auch für unterwegs und auf Reisen eine gute Alternative. Die Anwendung und Einnahme ist ganz einfach: Bei Bedarf 3 bis 4 Kapseln mit stillem Wasser einnehmen. Bitte bedenken Sie: Grassaftkapseln sollten die Grassäfte nicht vollständig ersetzen, denn die Aufnahme der Wirkstoffe beginnt bereits im Mund.

Mir geht es mitunter nicht so gut, wenn ich den Grassaft getrunken habe.

Grassäfte sind basisch und entgiften leicht. Daher können nach der Einnahme von Grassaft gelegentlich die klassischen Entgiftungssymptome, wie Kopfschmerzen, Übelkeit und Bauchschmerzen, auftreten. Selbst wenn Sie am Anfang diese Symptome haben, sollten Sie bei den Grassäften bleiben. Um den Beschwerden vorzubeugen, hilft es auch, den Grassaft langsam und schluckweise zu trinken. Lassen Sie sich einfach etwa zwanzig Minuten Zeit für das Glas, und trinken Sie ihn schlückchenweise. So gewöhnen Sie Ihren Körper langsam an sein grünes Lebenselixier.

Gewöhnen Sie Ihren Körper langsam Schritt für Schritt an das neue Lebenselixier.

Eine weitere Maßnahme, mit der sich normalerweise unerwünschte Entgiftungsreaktionen vermeiden lassen, ist die Zugabe von *Zeolith*. *Zeolith* ist ein Gesteinsmehl (= Clinoptolith), das Sie im Bioladen oder im Internet (→ Siehe Bezugsquellen, S. 125) kaufen können. Wenn Sie dem Grassaft einen ½ TL davon zugeben, wird die Aufnahme in den Körper etwas abgebremst und den genannten Beschwerden vorgebeugt.

Ich gebe das Grassaftpulver in einen grünen Smoothie, anstatt es in Wasser zu trinken.

Natürlich profitieren Sie auch vom Grassaftpulver, wenn Sie es in einem grünen Smoothie zu sich nehmen. Für gesundheitlich optimale Ergebnisse ist es jedoch am sinnvollsten, das Grassaftpulver mit Wasser zu trinken. Dieses Vorgehen gewährleistet den besten Ausgleich des Säure-Basen-Haushalts.

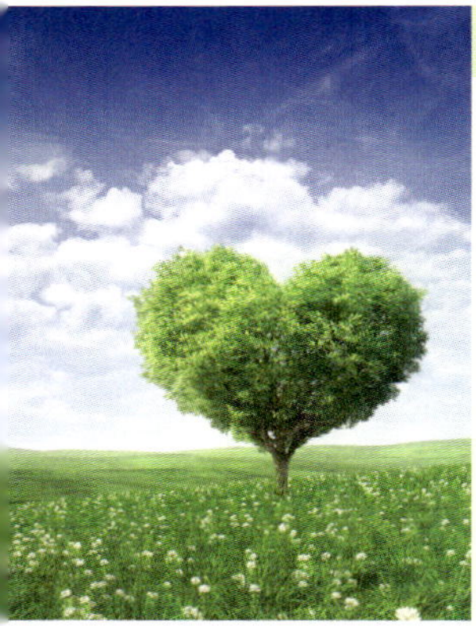

Viele Stoffe, wie das Herzvitamin Folsäure, sehr licht- und wärmeempfindlich, sind meist nach ein paar Tagen Lagerung kaum mehr im Gemüse vorhanden.

Aber bitte frisch!

Frische Pflanzen enthalten eine Fülle wichtiger sekundärer Pflanzenstoffe (→ S. 28), die in höchster Konzentration im frisch geernteten Obst und Gemüse enthalten sind. Viele dieser noch nicht im Detail erforschten Stoffe brauchen wir nur in winzig kleinen Mengen, dennoch sind sie für unsere Gesundheit entscheidend.

Vor diesem Hintergrund sollten Sie auch grüne Smoothies idealerweise nur mit frischem Blattgrün, frischen Wildkräutern und frischen grünen Blättern aus dem eigenen Garten oder dem Biohandel zubereiten. Denken Sie daran: Je frischer der Smoothie, desto mehr aktive Vitalstoffe liefert er Ihnen.

Im Übrigen enthalten frische Wildkräuter von ungedüngten Wiesen rund zehnmal mehr Biophotonen (→ S. 106) als Kulturgemüse. Laut dem bekannten Naturforscher *Professor Dr. Fritz Albert Popp* kommunizieren alle unsere Zellen über Biophotonen miteinander und gewährleisten damit unsere körperliche Gesundheit.

In neuen Studien sprechen auch russische Wissenschaftler davon, dass Krankheit auch ein Resultat mangelnder Zellkommunikation ist.

Kann ich den Grassaft morgens anrühren und in einer Flasche mit in die Arbeit nehmen?

Am besten rühren Sie den Grassaft immer frisch an, denn im frisch zubereiteten Grassaft ist die Nährstoffkonzentration am höchsten. Bereits nach einer ½ Stunde ist die Wirkung etwas reduziert. Daher ist es optimal, die Säfte immer frisch zuzubereiten und sofort zu trinken.

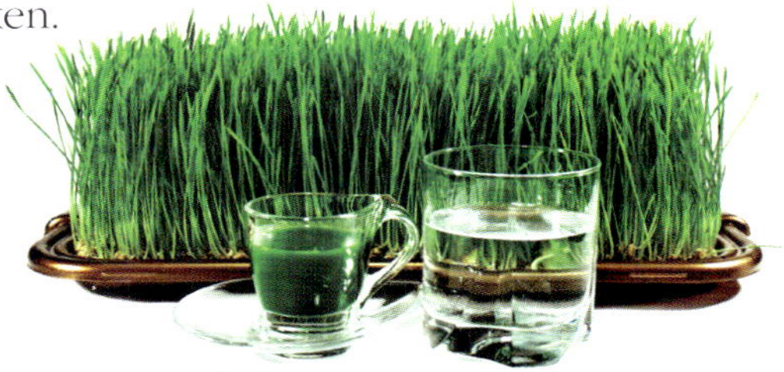

Kann ich auch selbst gezüchtetes Getreidegras in einen grünen Smoothie geben?

Mit den zugesetzten Gräsern erhalten Sie zusätzlich wertvolle Ballaststoffe, die wie ein Besen durch Ihren Darm fegen und ihn ordentlich putzen. Von der Konzentration und Zusammensetzung der Inhaltsstoffe sind Smoothies mit selbst gezüchteten Gräsern allerdings nicht mit den Grassäften vergleichbar, denn Grassäfte sind viel konzentrierter und enthalten eine geballte Fülle wertvoller basischer Vitalstoffe (→ S. 35). Es hängt also davon ab, was Sie erreichen wollen. Wenn es Ihnen darum geht, die Basis Ihrer körperlichen, geistigen und seelischen Gesundheit zu korrigieren, dann sind Grassäfte ganz eindeutig die beste Wahl. Wenn Ihre Basis jedoch bereits gut ist und Sie die Gräser lediglich zur Aufrechterhaltung und Verbesserung der Gesundheit nehmen, genügt es, sie die den Smoothies beizugeben. Um die robusten Pflanzenfasern der Gräser zu zerkleinern und damit die Inhaltsstoffe für den Körper verfügbar zu machen, brauchen Sie allerdings unbedingt einen Hochleistungsmixer. Denn nur mit ihm gelingt es, die Zellwände der Gräser aufzubrechen und dadurch die enthaltenen Nährstoffe in vollem Umfang für den Körper verfügbar zu machen (→ S. 113).

Nur ein Hochleistungsmixer kann die festen Pflanzenfasern gründlich zerkleinern und die Inhaltsstoffe in der ganzen Fülle freigeben.

Kann ich auch gekaufte Fruchtsäfte zum Anmischen des Grassaftes und für die Smoothies verwenden?

Davon rate ich ab, denn erhitzte Fruchtsäfte verstoffwechseln immer sauer. Und selbst wenn sie höchste Bioqualität haben, enthalten sie immer eine hohe Portion Fruchtzucker. Dieser muss von den basischen Mineralien im Grassaft neutralisiert werden. Das hat zur Folge, dass die Menge an basischen Nährstoffen, die bei Ihnen im Körper ankommt, danach wesentlich geringer ist.

Für optimale Resultate trinken Sie den Grassaft immer angerührt mit frischem, stillem, gesundem Wasser.

Was ist mit gekauften Gemüsesäften?

Selbstverständlich ist es gesundheitlich von Vorteil, wenn Sie Gemüsesäften, kalten Suppen oder Dips Grassaftpulver beimischen. Doch es kommt stets auf die jeweilige Gemüsesorte an. Selbst ein 100%iger Bio-Direktsaft, zum Beispiel Karottensaft, enthält eine beträchtliche Menge Zucker. Ein Rote-Bete-Saft enthält wiederum etwas Oxalsäure, der die Aufnahme bestimmter Mineralstoffe behindern kann. Je weniger der Grassaft neutralisieren muss, wie etwa Zucker, Oxalsäure oder gar Pestizide und Konservierungsmittel (deshalb eben immer Bioware), desto stärker werden Sie davon profitieren. Wenn es darum geht, den Körper aufzubauen und eine optimale Energieausbeute zu bekommen, ist es ideal, Grassaftpulver pur in stillem Wasser zu trinken.

Der Arzt hat früh auf nüchternen Magen eine Schilddrüsentablette verordnet. Wann soll ich den Grassaft trinken?

Eine halbe Stunde nach der Einnahme der Tablette. Da Grassaft, die »grüne Lichtkraft«, chemische Mittel neutralisiert, kann seine gleichzeitige Einnahme die Wirksamkeit der Tablette verringern. Deshalb generell diesen Abstand einhalten.

Kann ich die Smoothies auch auf Vorrat mixen?

Das geht wunderbar. Wenn Sie morgens schon sehr früh aus dem Haus gehen und Sie noch kein Frühstück einnehmen möchten, können Sie die Smoothies als Frühstück oder auch zweites Frühstück in einem Behälter mitnehmen. Das ist ein optimales Bürofrühstück, das viel Energie und Vitalstoffe liefert. Denken Sie jedoch daran, dass besonders Früchte-Smoothies immer auf leeren Magen gegessen werden sollten.

Ich nehme Medikamente, unter anderem gegen Bluthochdruck. Kann ich dann auch den Grassaft nehmen?

Wenn Sie in ständiger Behandlung sind, ist generell jede Veränderung in Ihren Ernährungsgewohnheiten mit dem behandelnden Arzt abzusprechen. Wichtig ist, dass Sie mindestens eine halbe Stunde zwischen dem Grassaft und der Einnahme der Medikamente vergehen lassen. Trinken Sie anfangs den Grassaft auch nur einmal täglich, um den Körper daran zu gewöhnen.

Auch wenn Sie Medikamente nehmen, ist Grassaft Ihrer Gesundheit dienlich.

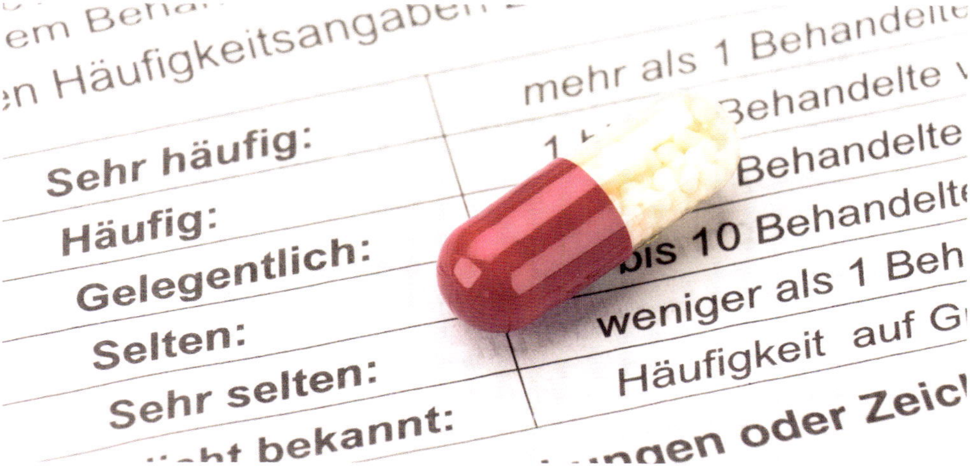

Ich schaffe es nicht immer, die dreißig Minuten nach dem Grassaft einzuhalten, bevor ich etwas esse. Soll ich dann besser auf den Grassaft verzichten?

Die dreißig Minuten vor dem Essen sind für die optimale Aufnahme der Nährstoffe gedacht. Auch wenn Sie hin und wieder den Saft kurz vor dem Essen trinken, profitieren Sie davon. Sie sollten einfach wissen, dass dreißig Minuten Abstand am besten sind.

Kann ich die Grassäfte überdosieren?

Beginnen Sie anfangs langsam. Wenn Sie gerade eine höhere Dosis brauchen, ist das in Ordnung. Denken Sie jedoch daran, die Dosis an Ihren tatsächlichen Bedarf anzupassen und eventuell wieder zu reduzieren. Wenn der Körper tatsächlich zu basisch wird, kann der Körper mit Taubheitsgefühlen in Gesicht, Armen oder Beinen, Schwindel oder Muskelkrämpfen reagieren. Ich habe bisher noch nie von einem zu alkalischen Körper im Zusammenhang mit den Grassäften gehört. Das würde bedeuten, zu viel Basen über einen langen Zeitraum zu sich genommen zu haben. Wenn Sie wirklich einmal das Gefühl haben sollten, dass es für Sie zu viel Grassaft war, trinken Sie ein Glas Apfelsaft, oder essen Sie Früchte.

Gerade Rohköstler brauchen die Grassäfte, um den Fruchtzucker in den oft viel zu viel gegessenen Früchten zu neutralisieren und den Körper zu remineralisieren.

Ich esse viel Rohkost und trinke die grünen Smoothies. Brauche ich da zusätzlich Grassäfte?

Ich mache viele Telefonberatungen zum Thema »Zahngesundheit« gerade auch für Rohköstler. Mit der Rohkost werden viele wertvolle Vitamine und sekundäre Pflanzenstoffe aufgenommen, aber viele Menschen essen gerade in der Anfangszeit riesige Mengen an süßen Früchten (und damit zu viel Zucker) und leeren so ihre Basendepots. Vielen

Rohköstlern kann mit den Grassäften und der gleichzeitigen Reduzierung an süßen Früchten sehr geholfen werden.

Meine Mutter wohnt in einem Seniorenheim. Wie können wir es ohne zusätzlichen Aufwand schaffen, dass sie täglich Grassäfte zu trinken bekommt?

Ganz wichtig ist zunächst, dies mit dem zuständigen Hausarzt abzuklären. Er muss darüber informiert sein, besonders, wenn die Mutter blutverdünnende Medikamente, wie Marcumar, einnimmt. Auch das Pflegepersonal sollten Sie informieren und es daraufhin hinweisen, dass durch die Einnahme des Grassaftes eine Dunkelfärbung des Stuhls zu erwarten ist und dass dies keine krankhafte Ursache hat.

Ist das alles geschehen, bekommt Ihre Mutter das Grassaftpulver an den Tisch im Speisesaal, wo sie ihre persönliche Dosis in stillem Wasser angerührt einnehmen sollte. Alternativ kann das Pulver in eine etwas abgekühlte Suppe eingerührt werden, was allerdings den optischen Nachteil hat, dass die Suppe einen Grünton bekommt.

Muss Ihre Mutter Medikamente einnehmen, sollte sie dies bitte nicht gleichzeitig mit purem Grassaft tun, sondern dreißig Minuten später mit den Hauptmahlzeiten.

Gräser im Selbstanbau brauchen viel frische Luftzirkulation. Staunässe vermeiden!

Kann ich Getreidegras auch selbst anbauen und entsaften?

Wenn Sie Getreidegras selbst anbauen wollen, brauchen Sie dazu keimfähiges Getreide, wie Urweizen oder Gerste mit Spelzen. Weichen Sie die Getreidekörner über Nacht in Wasser ein, gießen Sie dann das Wasser ab, halten Sie den Behälter mit Gaze bedeckt, und spülen Sie das Getreide zweimal täglich. Sobald sich die Keimlinge gebildet haben, bringen Sie diese auf flachen Schalen aus. Ich nehme dazu am liebsten die Untersetzer für Geranienkästen, die mit etwa 1 cm Erde befüllt sind. Darauf die Keimlinge nicht zu dicht verteilen und darüber eine dünne Schicht Erde bröseln. Die Erde nimmt die Staunässe auf und hilft in der Anfangsphase, Schimmel zu vermeiden. Dann mit Karton abdecken, bis die ersten Grasspitzen nach oben wachsen und zweimal täglich mit einem Wäschesprenger befeuchten. Wenn die Gräser sprießen, wird die Abdeckung abgenommen, und die Mini-Plantage kommt ans Licht. Sobald diese eine Höhe von 15 cm erreicht hat, können Sie zu ernten beginnen. Ein Tablett können Sie sogar zweimal abernten. Denn wenn die Gräser geschnitten werden, bevor sich der Halm bildet, wachsen sie nach. Zum Entsaften benötigen Sie eine Schneckenpresse oder einen Hightech-Entsafter.

Bevor sich der Getreidestängel bildet, enthält das Gras die höchste Nährstoffdichte.

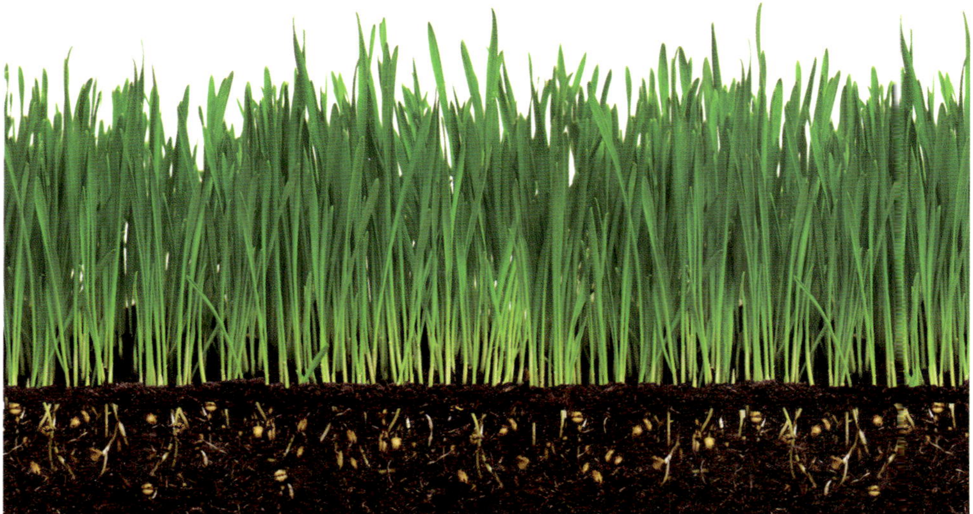

Enthalten Grassäfte Gluten?

Eine Studie der *Mayo Clinic* in den USA hat belegt, dass bereits jeder Tausendste eine Glutenunverträglichkeit hat. Die Beschwerden werden vom Gluten, dem Klebereiweiß in den Getreidekörnern, hervorgerufen. Generell enthalten Getreidegrassäfte kein Gluten. Wir haben Rückmeldungen von vielen Anwendern erhalten, die unter einer Unverträglichkeit von Gluten leiden. Sie kamen alle mit den Getreidegrassäften ohne Probleme zurecht. Doch eine absolut hundertprozentige Garantie gibt es leider nicht. Die Getreidegräser für das Grassaftpulver werden im Freilandanbau gezogen und prinzipiell bereits geerntet, bevor sich der Getreidestängel bildet. Doch in einem großen Feld kann es immer wieder die eine oder andere Pflanze geben, die sich schneller entwickelt und bereits Ähren ausgebildet hat – dann kann durchaus auch Gluten enthalten sein.

Normalerweise enthält Grassaftpulver kein Gluten – eine hundertprozentige Garantie gibt es allerdings nicht.

Nach dem Trinken kleben an meiner Tasse oft Reste des Grassaftpulvers. Ich muss sie dann mit einem Stahlschwamm waschen. Ein Bekannter hat einen Wasserwirbler, der das Pulver perfekt auflöst. Ist das gut für den Grassaft?

Das Spülen der Gläser ist etwas aufwendig, wenn man sie nach dem Trinken antrocknen lässt. Wasserwirbler sind eine tolle Sache für die Verbesserung der Wasserqualität, doch sie eignen sich nicht für das Grassaftpulver. Gerade diese Adhäsionskräfte, die den Grassaft an der Tasse haften lassen, sind auch Wirkkräfte, die wir in unserem Körper brauchen. Deshalb machen Sie es bitte weiter klassisch: Rühren Sie Ihren Grassaft mit dem Teelöffel an. Nachdem Sie den Saft getrunken haben, spülen Sie das Trinkgefäß mit heißem Wasser aus.

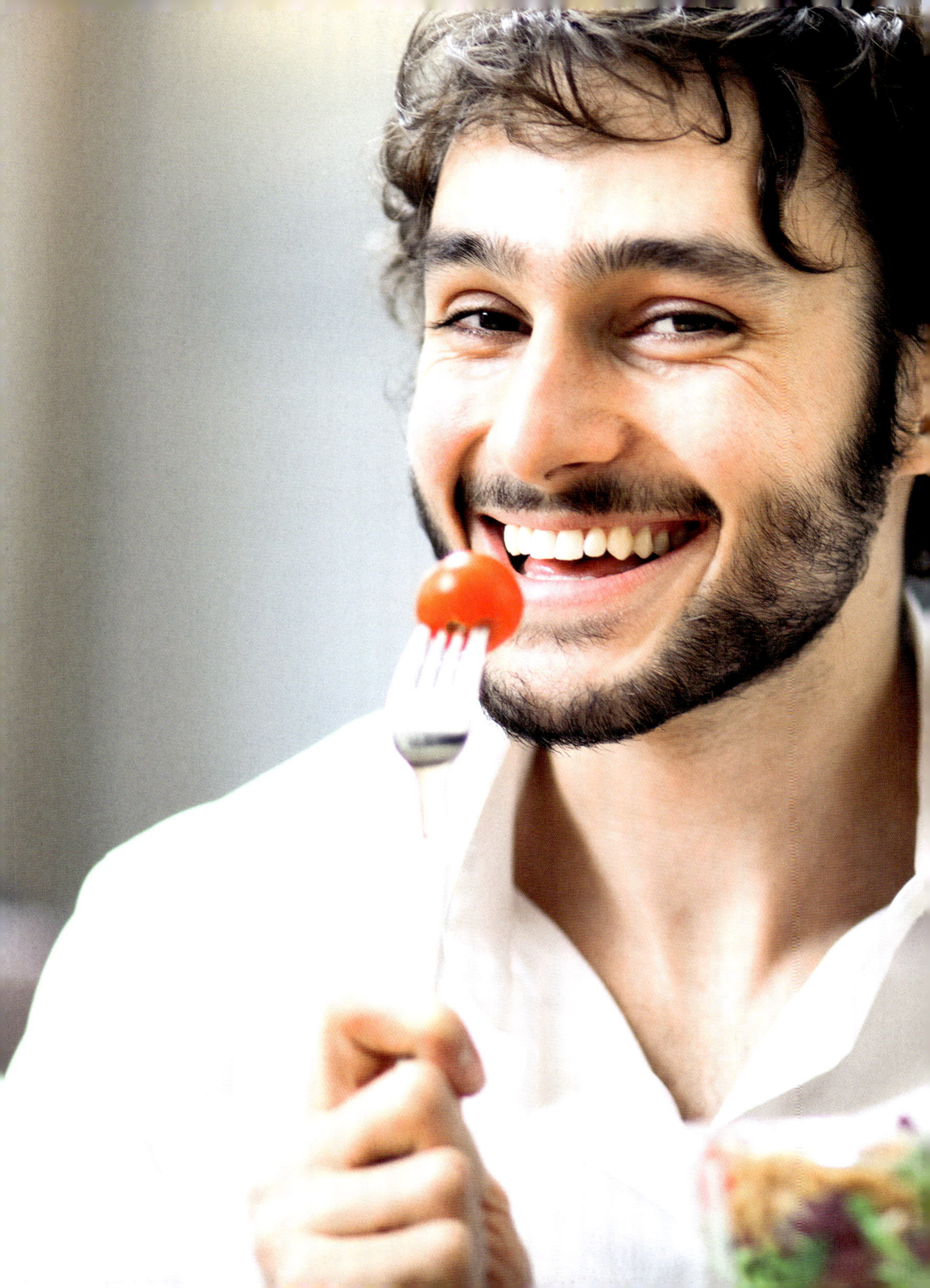

SIE SIND, WAS SIE ESSEN

Wir können eine strahlende Gesundheit und einen starken Körper nur aus den Baumaterialien aufbauen, die wir essen. Ernährt man sich nur aus gekochten und degenerierten Nahrungsmitteln, bei denen die lebenswichtigen Vitalstoffe zerstört wurden, bekommen die Zellen keinen angemessenen Treibstoff und wenig Energie. Das ist vergleichbar mit einem Formel-1-Rennwagen, den Sie mit Normalbenzin betanken. Er kann unmöglich die Leistung bringen, für die er gebaut ist.

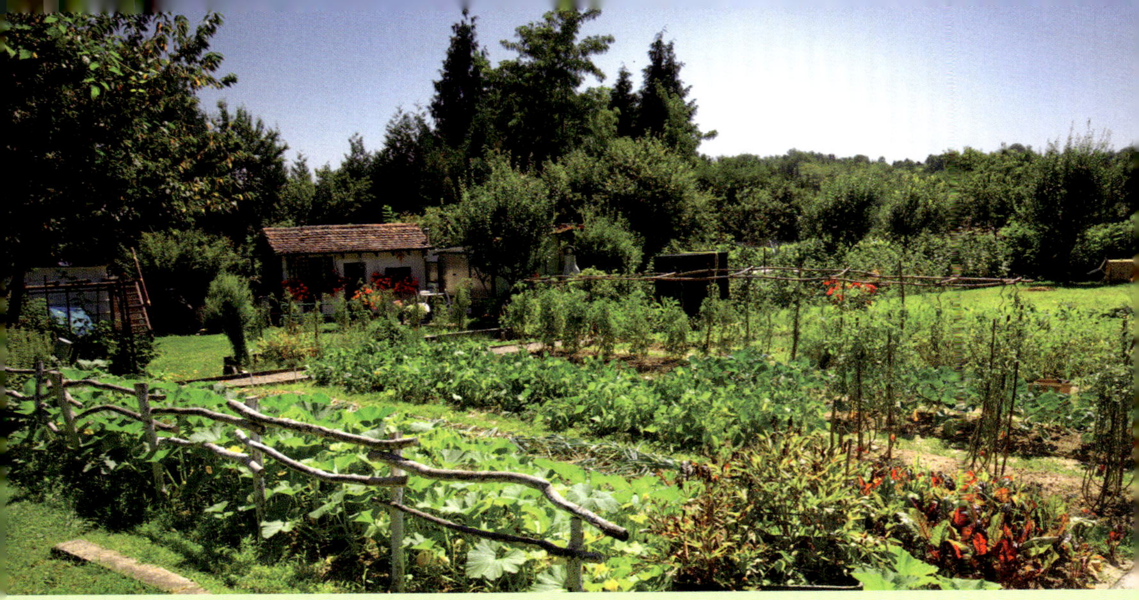

Basiswissen Ernährung

Essen Sie lebendige Nahrungsmittel. Oder anders formuliert: Nehmen Sie Nahrungsmittel zu sich, die Ihren Körper aufbauen. Die besten Baumaterialien dazu liefern Ihnen dunkelgrüne Blattgemüse und erntefrisches Gemüse. Hier haben Sie ein perfekt abgestimmtes umfangreiches Spektrum aus Aminosäuren, Mineralien, Spurenelementen, sekundären Pflanzenstoffen und vielen weiteren Stoffen, nach denen sich Ihr Körper sehnt.

Das ist genau die Nahrung, auf die wir genetisch programmiert sind. Sie schenkt uns die Nährstoffe, die unsere Suche nach immer mehr beenden, weil wir angekommen sind. Wir fühlen uns zufrieden – unsere Zellen sind satt und rundum glücklich, und das strahlen Sie auch auf Makroebene aus.

Im folgenden Abschnitt des Buches befassen wir uns mit einigen sehr wichtigen Fragen zu unserer Ernährung.

Mitten im Ernährungsdschungel

Die Verbraucher werden nahezu täglich durch verschiedenste Ansichten und Meldungen zur Ernährung verwirrt. Einerseits heißt es, Spinat sei gesund. Andererseits behindere zu viel Spinat die Calciumaufnahme. Zu viel Salz sei schlecht und erhöhe den Blutdruck, Steinsalz dagegen liefere wertvolle Spurenelemente. Die Werbung erzählt uns, dass Milch starke Knochen mache, und dann lesen wir, dass uns Milch verschleimt.

In diesem Dschungel gegensätzlicher Aussagen zur Ernährung finden sich viele nicht mehr zurecht. Wenn Sie zehn Bücher zur Ernährung lesen, bekommen Sie zehn verschiedene Meinungen präsentiert. Wenn Sie Glück haben, dann decken sich fünf davon inhaltlich – doch welche Aussage ist richtig?

Das ruft primär zwei Reaktionen hervor. Die einen glauben rein gar nichts mehr und essen einfach weiter, was sie wollen. Die anderen gehen zu einem Arzt, Heilpraktiker oder Ernährungsberater, um eine Antwort auf ihre Fragen zu erhalten. Das Spektrum reicht dabei meist von »Reduzieren Sie einfach Salz!« oder »Essen Sie weniger Zucker und Fett!« bis hin zu umfangreichen Diätplänen.

Ein wirklich guter Ernährungsberater macht sich ein genaues Bild von Ihren Ernährungsgewohnheiten und Lebensumständen.

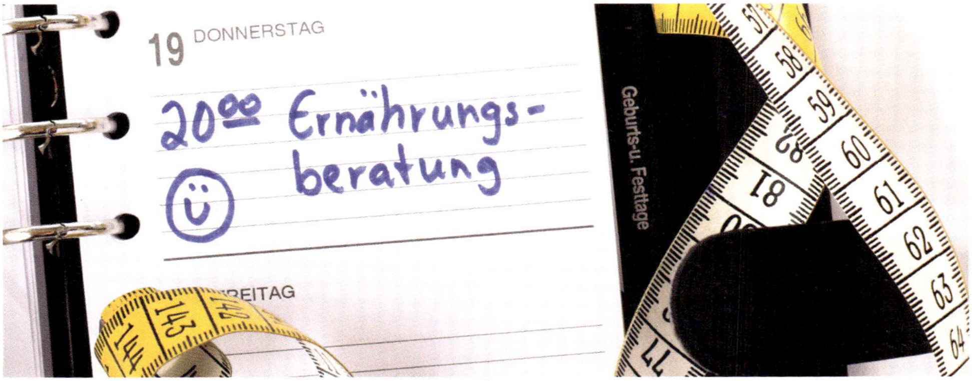

Individuelle statt allgemeine Aussagen

Die Person, von der Sie eine wirklich hilfreiche Unterstützung bei der Zusammenstellung Ihres Speiseplans erwarten, sollte Ihre momentane Ernährung gut kennen. Ich lasse mir beispielsweise für einen ersten Überblick den exakten Ernährungsplan der vergangenen drei Tage geben. Essenziell für eine gute Beratung sind ferner Medikamente und Nahrungsergänzungen, die Sie nehmen, sowie Ihr emotionales Befinden. Von Bedeutung sind auch Ihr Tagesrhythmus und eventuelle Zusatzbelastungen, wie etwa viel Stress oder Elektrosmog. Nur so gelingt es wirklich, mit Ihnen gemeinsam die für den Moment ideale Ernährungsweise für Sie zu erarbeiten. Ziel ist es dabei, Ihnen genau die Informationen zu geben, die Sie brauchen, um selbstverantwortlich und selbstbestimmt in jeder Situation die richtige Ernährung zu wählen. Allerdings gibt es keine universelle Wahrheit, die für alle gültig ist, da jeder Mensch wie ein eigenes Universum ist mit einer Vielzahl an Möglichkeiten. Das gilt auch für die Ernährung.

Orientieren Sie sich daran, was Ihrem Körper guttut!

Auf die Signale des Körpers hören

Unsere körpereigene Intelligenz weiß am besten, was für den Körper zum jeweiligen Zeitpunkt am besten ist: das richtige Nahrungsmittel, die optimale Farbe, mit der wir uns umgeben (auch mit der Kleidung), der Ort, an dem wir Kraft tanken können etc.

Doch viele von uns haben verlernt, auf den Körper zu hören. Getrimmt von Kind an, Signale zu übersehen, zu überhören und zu übergehen, kennen wir die Zeichen nicht mehr, mit denen der Körper mit uns kommuniziert. Mit einem Ernährungstagebuch (→ S. 95) lernen Sie, wieder auf die Signale Ihres Körpers zu hören.

Grundbedürfnisse des Körpers

Ausreichend gutes Wasser

Selbst wenn wir uns bewusst ernähren, produziert der Körper gewisse Mengen an Schlacken und Säuren, die aus dem Körper heraustransportiert werden müssen. Es ist deshalb wichtig, den Körper mit ausreichend gesundem Wasser zu versorgen, damit er optimal funktionieren kann.
Kaffee, Softdrinks, Früchtetees und Fruchtsäfte (Ausnahme frisch gepresste) übersäuern unseren Körper und bewirken einen zusätzlichen Aufwand für ihn, der die Säuren wieder neutralisieren muss. Die Kohlensäure der Softdrinks und vieler Mineralwässer ist, wie der Name schon sagt, eine Säure. Unser Körper gibt Kohlensäure über die Atemluft ab und ist froh, sie loszuhaben – führen Sie sie ihm also nicht wieder zu!
Wichtig ist auch, regelmäßig Wasser zu trinken. Warten Sie also nicht so lang, bis Sie Durst verspüren. Denn bereits in diesem Moment fehlt Ihrem Körper Flüssigkeit zum Abtransport der Schadstoffe, und er fängt an, Schlacken und Säuren in den Geweben abzulagern. Große Mengen Wasser schnell in sich hineinzuschütten bringt gar nichts. Denn es wird kaum aufgenommen und läuft durch den Körper hindurch, ohne die Zellen zu benetzen. Fazit: Für den regelmäßigen wirksamen Abtransport von Schlacken und Giftstoffen brauchen wir permanent ausreichend Wasser in unserem Kreislauf.

Gutes Wasser ist vergleichbar mit einer leeren Schubkarre, die Schlacken aufnehmen und aus dem Körper transportieren kann. Eine halb volle Sprudel-, Mineralwasser- oder volle Softdrink-Schubkarre hat dagegen wenig bis kein Potenzial, um Müll abzutransportieren.

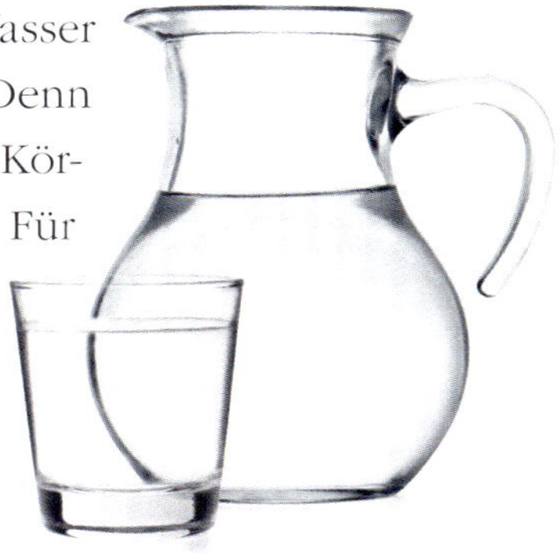

Sonnenlicht

So wie die Pflanze Sonnenlicht braucht, um Chlorophyll zu produzieren, brauchen auch wir die Sonne, um im Körper Vitamin D, eine hormonähnliche Substanz, zu produzieren.

Ein Defizit dieses Sonnenvitamins ist ein Risikofaktor für die Knochengesundheit, da Vitamin D eine wichtige Voraussetzung für die Kalziumaufnahme darstellt. Doch auch weitere Zivilisationskrankheiten, wie Herz- und Kreislauf-Erkrankungen, Depressionen und Muskelschwäche, werden mit einem Vitamin-D-Mangel in Verbindung gebracht.

Bewegung an frischer Luft

Je übersäuerter der Körper ist, desto wichtiger ist die regelmäßige körperliche Bewegung an der frischen Luft. Spazieren gehen, Rad fahren, alles, was Ihnen Spaß bereitet, ist gut. Wichtig ist, dass Sie dabei frische Luft zur Verfügung haben. Denn der Körper reichert sich mit Sauerstoff an und kann dadurch schädliche Säuren abatmen.

Das richtige Salz

Heute werden vielfach raffinierte Salze verwendet. Wesentlich besser für unsere Gesundheit sind jedoch unbehandelte Salze wie Steinsalz. Darin sind alle natürlichen Mineralstoffe noch enthalten.

Ausreichend Bewegung an der frischen Luft hilft, Säuren abzuatmen.

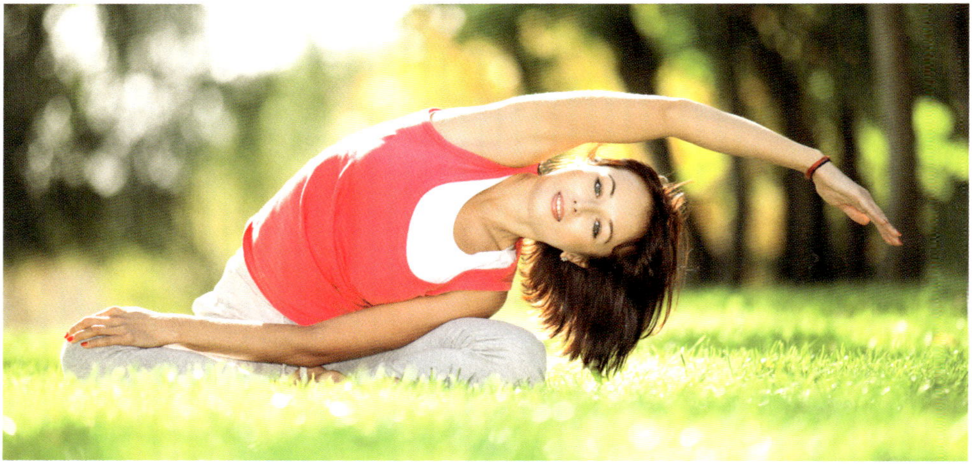

Gründliches Kauen

Auch Kauen ist ein wichtiges Bedürfnis, das wir unserem Körper erfüllen sollten. Wie der US-amerikanische Ernährungsreformer *Horace Fletscher* bereits vor beinahe 100 Jahren mahnte, »wird die Natur diejenigen bestrafen, die nicht gründlich kauen«. Denn die Kohlenhydratverdauung beginnt bereits im Mund. Ein gutes Zerkleinern und Durchmischen des Speisebreis mit dem Speichel ist bereits der erste Schritt für eine erfolgreiche Verdauung und Aufnahme der Inhaltsstoffe.

Durch die vielen Fertiggerichte erhalten wir heute allerdings meist Nahrungsmittel, die wir theoretisch schon nach vier- bis fünfmaligem Kauen schlucken können. Meist wird das auch so praktiziert. Völlegefühl, Sodbrennen und Verdauungsbeschwerden sind dann die Folgen davon.

Süßes – der Körper schreit nach »mehr«

Süßes stellt für viele ein grundlegendes Bedürfnis dar. Nun sind wir von Babyzeit an durch die leicht süße Muttermilch – die wir auch mit Nähe, Wärme und Schutz assoziieren – zu einem Stück weit darauf konditioniert, dass wir uns mit Süßem gut fühlen. Doch die Lust auf Süßes kommt zu einem Großteil auch von einer mangelnden Nährstoffversorgung unserer Zellen, die uns signalisieren, dass sie noch etwas brauchen. Allerdings ist das nicht Zucker.

Aus dem Kreislauf aussteigen

Wenn wir Süßes essen, steigt der Blutzucker. Wir entspannen uns und fühlen uns gut. Soweit die positive Seite der Medaille. Doch wenn der Blutzucker steigt, wird auch das Hormon Insulin aus unserer Bauchspeicheldrüse ausgeschüttet. Insulin reguliert das ersehnte Mehr an Zucker sofort wieder herunter. Und flugs steigt erneut das süße Verlangen, und wir greifen zum nächsten Bonbon, Eis oder Schokoriegel.

Dieser Kreislauf mit seinem ständigen Auf und Ab belastet die Bauchspeicheldrüse sowie viele andere Organe. Es ist obendrein auch eine Achterbahnfahrt für unsere Gefühle.

Nebenbei werden durch das Abpuffern des Zuckers die Basendepots des Körpers geleert, und der Säure-Basen-Haushalt gerät aus dem Gleichgewicht.
Der schädliche Kreislauf lässt sich allerdings durchbrechen. Die dauerhafte, gesunde und ganzheitliche Möglichkeit dazu ist, den Körper mit Grassäften auf Zellebene so gut zu versorgen, dass er nicht ständig nach *mehr* schreit. Sie können aus dem Hamsterrad aussteigen, weil Sie Süßes nicht mehr brauchen. Natürlich werden Sie auch mit dem Grassaft noch gern Süßes essen – aber nicht so viel und so oft, und eher eine gesunde, süße Variante bevorzugen.

Magensäure – Schlüssel zur guten Nahrungsverwertung

Die Magensäure ist ein weiterer wichtiger Baustein unserer Ernährung. Denn sie ist dafür verantwortlich, dass die Inhaltsstoffe der Nahrung im Magen aufgeschlüsselt werden. Bei einem Mangel an Magensäure stehen dem Körper wichtige Nährstoffe nur in reduziertem Umfang zur Verfügung.

Den Magensäuremangel beheben

Untersuchungen von *Viktoria Boutenko*, der Erfinderin der grünen Smoothies (→ S. 104 f.), haben gezeigt, dass der Mangel sehr gut mit grünen Smoothies, die für mehrere Wochen täglich früh gegessen werden, behoben werden kann.

So kann es sein, dass Ihr Körper trotz – Ihrer Meinung nach – gesunder Ernährung und Lebensweise (gesund ist ein dehnbarer Begriff) die ihm angebotenen Nährstoffe nur unzureichend aufnehmen kann.
Aus Russland kommt ein sehr einfacher Test, den *Viktoria Boutenko* in Ihrem Buch »Green for Life« beschreibt, mit dem Sie herausfinden können, ob Sie zu wenig Magensäure haben. Trinken Sie dazu auf einmal 60 ml Rote-Bete-Saft (keine Mischungen), frisch gepresst oder aus dem Bioladen. Wenn sich daraufhin Ihr Urin oder Stuhl rot einfärbt, ist die Wahrscheinlichkeit groß, dass die Verdauungskraft reduziert ist oder ein Magensäuremangel vorliegt.

Das Bankkonto der Gesundheit

Stellen Sie sich vor, Sie haben ein Gesundheitsbankkonto, mit Guthaben auf der einen und Ausgaben auf der anderen Seite. Wenn Sie durchgehend hohe Ausgaben haben und Ihr Bankkonto nicht mit wertvollen wichtigen Nährstoffen auffüllen, reduzieren Sie permanent Ihr Guthaben. Fehlende Nährstoffe führen schnell zu Müdigkeit, Reizbarkeit und Unkonzentriertheit. Wenn das Konto weiter geleert wird, kann dies massive gesundheitliche Konsequenzen haben.

Da sich die Körperzellen ständig teilen und nur gesunde, gut genährte Zellen auch wieder gesunde Zellen hervorbringen können, ist es unerlässlich, dass Sie Ihren Körper regelmäßig mit wertvollem Baumaterial versorgen. Idealerweise steht dem Körper immer die ausreichende Menge wertvoller Nährstoffe zur Verfügung, um gesunde Zellen zu produzieren.

Ist die Guthabenseite Ihres Gesundheitsbankkontos geleert, gilt es, dieses so schnell wie möglich wieder mit hoch-

Eine ruhige gelassene Lebensweise ist wichtig für die Gesundheit.

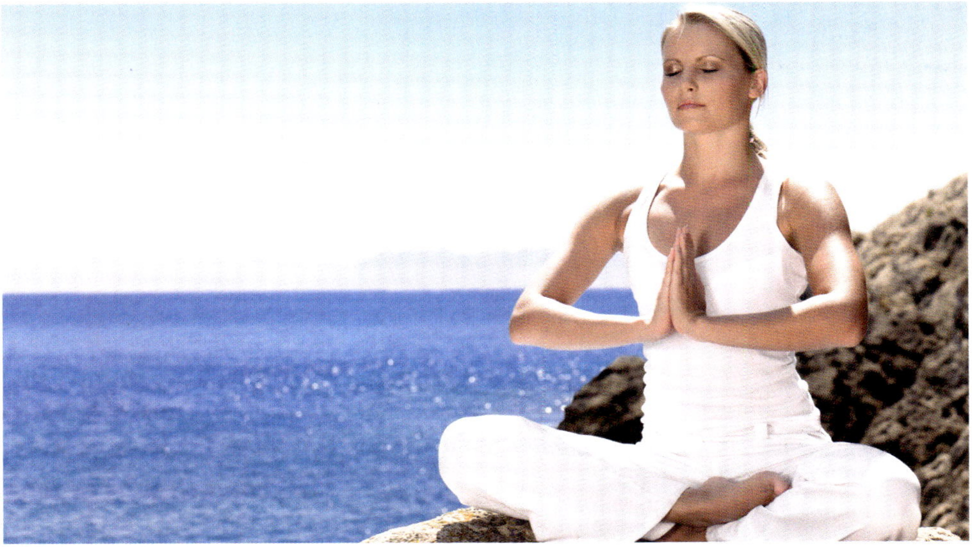

wertigen Nährstoffen aufzufüllen. Zugleich sollten Sie große Ausgaben vermeiden. In Fällen akuten Mangels sind gute, natürliche Nahrungsergänzungsmittel eine große Hilfe, beispielsweise wenn jemand burn-out-gefährdet ist. Ein Nahrungsergänzungsmittel ist übrigens kein Ersatz, sondern eine Ergänzung zu einer vitalstoffreichen und gesunden Ernährung.

Das Gesundheitsbankkonto

Die Bilanz Ihres Gesundheitskontos

Einnahmen	***Ausgaben***
Mineralien	Stress, Nikotin, Alkoholkonsum, Säuren, Chemikalien, chemische Medikamente
Spurenelemente	Schlafmangel, Elektrosmog
Aminosäuren	Lichtquellen mit hohem Blauanteil
grüne Säfte, frisch geerntetes Gemüse, reife Früchte, Nüsse, Meeresalgen, Wildkräuter, vitalstoffreiche Ernährung	Süßigkeiten, Fast Food, Softdrinks, Speisen mit Konservierungsstoffen, Fleisch- und Milchprodukte
Positive Gedanken, Liebe, Freunde, Entspannung	Krankheiten, Schmerzen
Ausreichend Schlaf, Sonnenbäder	Negative Gedanken
Gesundes Wasser, reine ätherische Öle	Luftverschmutzung

Über die Ernährung Buch führen

Ich möchte Sie dazu anregen, über zwei bis sechs Wochen – je nach Ihrem Gesundheitszustand – aufzuschreiben, was Sie täglich essen und wie es Ihnen dabei geht. Durch die Buchführung über Ihre Ernährung können Sie die Bereiche herausfinden, in denen Sie Defizite haben und bei denen Sie etwas ändern sollten. Das verlangt jedoch, dass Sie jeden Schokoriegel, jedes Bonbon und jedes Gläschen Limonade ehrlich notieren.

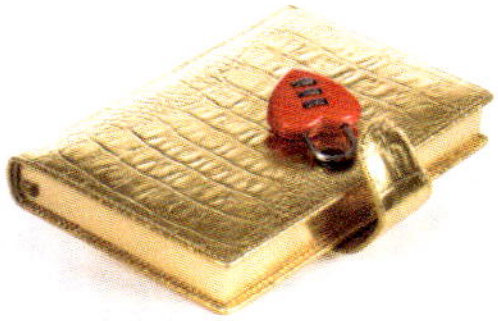

Wenn Sie dann zum dritten oder vierten Mal feststellen, dass Sie am Tag nach einer Fleischbrühe Gelenkschmerzen oder immer nach einem Apfel nach dem Abendessen Herzbeschwerden haben, sollten Sie daraus Schlüsse ziehen.

Wichtig ist, dass wir uns bewusst machen, was wir essen und welche Folgen dies mit sich bringen kann. Denn meistens können wir Ursache (Essen) und Wirkung (Schmerzen, Übelkeit und andere Beschwerden) nicht miteinander in Verbindung bringen.

Denken Sie daran: Sie sind einzigartig. Es gibt eine *goldene Regel* für die Ernährung, aber nur Sie selbst können diese für sich herausfinden. Und dazu müssen Sie herausfinden, welche Nahrungsmittel wirklich gut für Sie sind. Manche Menschen sind sogenannte »Rossnaturen« und können vermeintlich so gut wie alles essen. Meist sind diese Menschen körperlich sehr aktiv und können dadurch viele Kalorien verbrauchen und Säuren abarbeiten. Sie haben dadurch einen anderen Grundumsatz. Würden sie sich jedoch kaum körperlich betätigen, könnten sehr schnell Unverträglichkeiten auftreten. Frauen in oder nach den Wechseljahren sind oft sehr erstaunt darüber, dass vieles nicht mehr so rund läuft wie früher und dass der Körper jetzt andere Grundbedürfnisse hat. »Ich kann immer alles essen«, gilt dann leider nicht mehr.

Deshalb: Schreiben Sie ein Ernährungstagebuch! Sie werden erstaunt sein, was Sie alles über sich herausfinden. Diese Erfahrungen sind wertvoller als alles angelernte Wissen über Ernährung.

Beispiel »Nun ja«-Tagesplan

6 Uhr	Kaffee + Milch + 1 TL Zucker
9 Uhr	Kaffee, 2 Semmeln mit Marmelade
Snack	Schokoriegel, ½ Apfel
12 Uhr	Spaghetti Bolognese, 1 kleines Bier, Beilagensalat, Tiramisu
14 Uhr	Trauben
15 Uhr	Cappuccino, 2 Schokoriegel
19:30 Uhr	Belegtes Baguette, 1 Glas Rotwein
später	Apfel, Chips

Wo kommen bei diesem Tagesplan die Nährstoffe her? Beginnen Sie Ihren Tag mit einem Basentrunk, und integrieren Sie nach und nach mehr Obst und Gemüse in Ihren Tagesplan.

Unterstützen Sie Ihren Körper in der morgendlichen Reinigungsphase.

Wichtig: Wenn Sie es schaffen, die Reinigungsphase des Körpers bis 12 Uhr mittags zuzulassen und zu unterstützen, wiegt alles, was Sie ab Mittag essen, längst nicht mehr so schwer. Im doppelten Sinn des Wortes!

Achten Sie zudem darauf, drei bis vier Stunden vor dem Schlafengehen keine Hauptmahlzeiten zu sich zu nehmen. So kann Ihr Körper alles verdauen, und Sie können über Nacht regenerieren, anstatt Ihren Körper mit Verdauung zu belasten.

Trinken Sie darüber hinaus zu jeder Tasse Kaffee ein Glas Wasser, um die Säuren zu verdünnen. Wenn es Ihnen möglich ist, verzichten Sie am Morgen auf Kaffee. Denn am Morgen sollten wir dem Körper bei der Entgiftung helfen und den Tag basisch beginnen. Mit einem Kaffee starten wir dagegen mit einem Säureschock in den Tag.

Beispiel »Schon besser«-Tagesplan

7 Uhr	Grassaft
8 Uhr	Grüner Fruchtsmoothie
10 Uhr	Käsebrot ➠ Hunger!
11:30 Uhr	Grassaft
12:15 Uhr	Salat, Petersilienkartoffeln mit Gemüse
15 Uhr	Kaffee, Glas Wasser
15:15 Uhr	Müsli-Riegel
18:30 Uhr	1 Avocado mit Baguette, Gemüsesuppe
später	Nüsse (ungeröstet)

Am Morgen danach: »Besser geschlafen, ich fühle mich ausgeruht.«

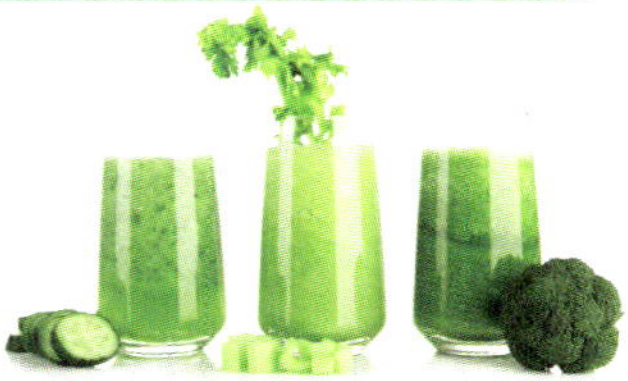

Beispiel »Optimum«-Tagesplan

7 Uhr	Grassaft
7:30 Uhr	Grüner Fruchtsmoothie
später	Selleriestangen, Karotten
11:30 Uhr	Grassaft
12 Uhr	Grüner Smoothie, pikant; Wok-Gemüse
16 Uhr	Bananen-Johannisbeer-Smoothie
18:30 Uhr	Avocado-Petersilien-Dip mit Karotten und Paprika, Gemüseeintopf
20 Uhr	Grassaft

Am Morgen danach: »Ich fühle mich richtig erfrischt. Meine Haut sieht klarer aus!«

Grünes für Kids

Animieren Sie auch Ihre Kinder, mehr Grünes in ihre Ernährung zu integrieren. Nach dem Aufstehen beispielsweise mit einem Grassaft, zum Frühstück einen grünen Früchte-Smoothie zum Löffeln und vor dem Mittagessen einen frisch

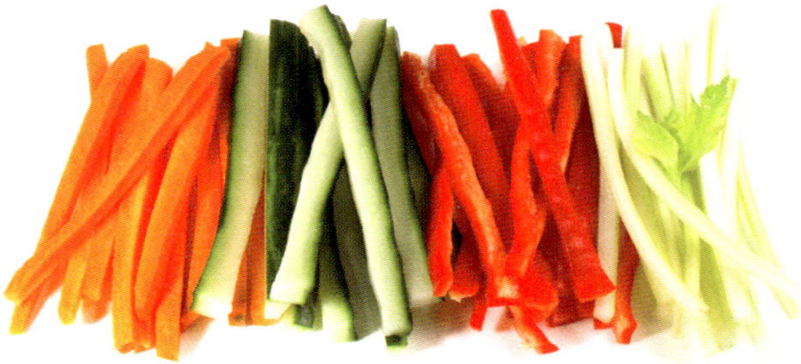

gepressten Gemüsesaft aus Gurke, Karotten und Selleriestangen, alles schluckweise getrunken. Damit führen Sie Ihren Kindern viele wichtige Nährstoffe zu.

Kinder vorher		Kinder nachher	
7:00	Cornflakes mit Milch, 2 Scheiben Toast mit Nutella	6:30	Grassaft
		7:00	Grüner Frucht-Smoothie
9:00	Wurstbrot, ½ Apfel, Apfelschorle, 1 Schokoriegel	9:00	Käsebrot, 2 Trockenfeigen, 6 Mandeln, stilles Wasser
13:00	Nudeln mit Ketchup, Milchreis	13:00	Gemüsesaft, frisch, Reis mit Gemüsecurry
15:00	Chips, Spezi	15:00	Maischips, Trockenfrüchte
später	Eis	später	Eis
19:00	2 Scheiben Käsebrot, Limo, ein paar Scheiben Gurke	19:00	Gemüsesticks mit Dip, Kartoffelsuppe mit Baguette
		20:00	Grassaft

Gut versorgt bei der Arbeit

Viele Berufstätige essen tagsüber nur sehr wenig und haben dann abends einen Riesenhunger. Dann wird nachgeholt – in der Regel mit vielen Kohlenhydraten aus Brot oder Nudeln und Eiweißen aus Käse oder Wurstwaren, weil es schnell satt macht und wenig Vorbereitungszeit braucht. Für gesundes Gemüse und anderes Grün bleibt da oft wenig Raum und Zeit.

Die bessere, weil gesündere Alternative ist es, sich tagsüber mit gesunden Snacks zu versorgen. Zum Beispiel servieren Sie sich in der ersten Pause einen Smoothie und zwischendurch immer wieder bissgerecht geschnittenes Obst. Wenn Sie es herzhafter möchten, nehmen Sie sich geschnittene Karotten oder Selleriestangen und ein paar naturbelassene Nüsse mit ins Büro.

Essen Sie Energie!

Essen Sie Nahrungsmittel, die eine hohe Schwingungsfrequenz haben. Damit energetisieren Sie sich. Wenn wir dagegen etwas essen, das so gut wie keine natürlichen elektromagnetischen Schwingungsfrequenzen mit sich bringt, wird unser Körper nicht mit der nötigen Energie versorgt, die er braucht. Diese Lebensmittel oder Getränke nehmen dem Körper mehr Energie, als sie ihm liefern.

Nur Nahrungsmittel, die natürlich sind und eine hohe elektromagnetische Schwingung haben, beleben unsere Zellen und liefern unserem Körper auch das, was er braucht.

Die gesunde Frequenz

In unserem Körper fließt ein mikroelektromagnetischer Strom, mit dem auch alle unsere Zellen arbeiten. Dementsprechend haben alle Organe in unserem Körper ihre eigene Schwingungsfrequenz, die in Megahertz (MHz) gemessen wird. Eine gesunde Leber hat 55 bis 60 MHz, der Darm 58 bis 63 MHz, der Magen 58 bis 65 MHz und das Gehirn 72 bis 78 MHz. Der Körper insgesamt hat im gesunden Zustand eine durchschnittliche Schwingungsfrequenz von 62 bis 78 MHz. Eine Krankheit oder Entzündung kann bereits dann beginnen, wenn die Frequenz auf unter 62 MHz absinkt.

Wenn wir uns hauptsächlich von industriell verarbeiteten und damit denaturierten Lebensmitteln ernähren, reduzieren wir permanent die Schwingungsfrequenz unseres Körpers. So schwingt beispielsweise ein Big Mac nur auf einer Frequenz von 5 MHz, Essen aus der Dose gar auf 0 MHz. Mit der Schwingungsfrequenz sinkt auch der Energiepegel. Unsere Organe können dann nicht mehr optimal arbeiten, und im Körper sammeln sich giftige Schlacken. Infolge reduzierter Körperfunktionen starten Prozesse, die wir gewöhnlich als *altern* bezeichnen.

Mit dem regelmäßigen Genuss von Grassäften können Sie also Ihre Körperschwingung wieder anheben und sie zusätzlich mit einer vitalstoffreichen Ernährung in den gesunden Frequenzbereich bringen.

Um das zu vermeiden und perfekte Organfunktionen zu haben, brauchen wir energiereiche Nahrung. Das energiereichste Nahrungsmittel ist grünes Blattgemüse mit einer Schwingungsfrequenz von 70 bis 80 MHz. Frischer Grassaft toppt diese Werte mit 80 bis 90 MHz. Hochenergetische und basische Nahrungsmittel sind die beste Versicherung für eine gute Gesundheit.

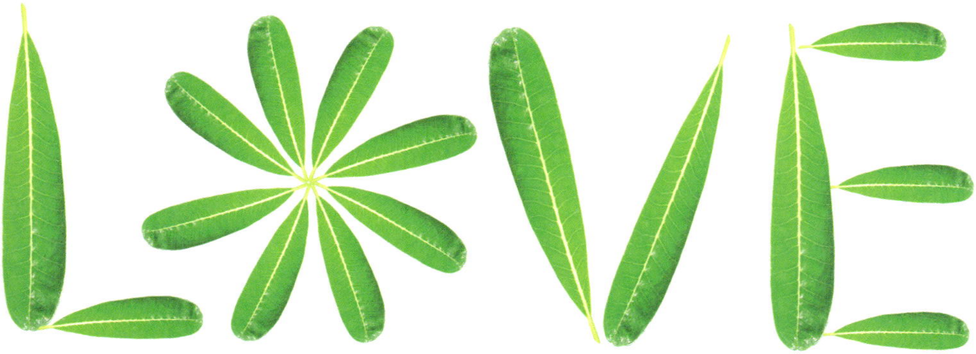

Das 50:50-Prinzip

Wir sind ständig in Interaktion und ständigem energetischen Austausch mit unserer Umwelt. Wir sind in Beziehung mit unseren Freunden, Kindern, Partnern, Arbeitskollegen und vielen anderen Personen, denen wir täglich begegnen.
Bei jeder Begegnung treffen zwei individuell verschiedene Energiefelder aufeinander, tauschen sich gegenseitig aus und trennen sich wieder.

Das Gleichgewicht muss fair sein

In einem fairen Gleichgewicht treffen beide Aktionspartner mit ihren Energiefeldern in einem gleichberechtigten Verhältnis von 50:50 aufeinander. Sie haben einen Informationsaustausch und gehen danach wieder auseinander. Für dieses faire Verhältnis, in dem keiner den anderen dominiert, spielen weder Fachwissen, Lebenserfahrung, Gesellschaftsstatus, Alter noch andere Kriterien eine Rolle. Denn von Geburt an hat jeder uneingeschränkt die absolut gleiche Wertigkeit.

Vom Energiefeld her ist das Kind gleichwertig mit der Großmutter,

- der Vater mit der Mutter,
- der Mann mit der Frau,
- der Chef mit dem Angestellten,
- millionenschwere Superstars mit dem Straßenmusikanten,
- der Milliardär mit dem Chauffeur,
- der König mit dem Bettler ...

Leider sind viele Begegnungen von einem energetischen Ungleichgewicht geprägt. Eine der beiden Personen hat ihr Energiefeld eingeschüchtert eingezogen, oder die andere Person ist zu dominant auf ihr Gegenüber zugegangen. Viele solcher Interaktionen haben dann unausgewogene Energieverhältnisse, z.B. von 30:70 oder sogar 20:80. Wahrscheinlich können Sie sich auch gut an Situationen erinnern, in denen Sie selbst der »kleine Teilhaber« mit den geringeren Anteilen waren. Da gingen Sie dann mit einem eingeschüchterten Selbstwert und verunsichert aus dieser Begegnung heraus. Denn bei allen diesen ungesunden Begegnungen, bei denen eine Seite zu klein und die andere überproportioniert ist, ist es mit dem bloßen Informationsaustausch nicht getan. Die Seite mit dem kleineren Anteil fühlt sich danach über längere Zeit hindurch geschwächt und ungenügend.

Denken Sie mal an vergangene Begegnungen, beispielsweise mit Ihrem Chef, Ihren Eltern (oft auch als Erwachsene): Sind Sie sich 50:50 begegnet? Wohl häufiger leider nicht ...

> Spielen Sie fair – bleiben Sie bei Ihren 50 Prozent!

Sichern Sie sich Ihre 50 Prozent

Wenn Sie selbst mit einem starken Energiefeld in einen Austausch mit einer anderen Person gehen, kann Ihr Gegenüber, selbst wenn diese Person Ihnen gegenüber noch so dominant war, keine größere Gewichtigkeit einnehmen als 50 Prozent. Das würde ihr nur dann gelingen, wenn Sie ihr das zugestehen, wenn Sie also Ihrem Gegenüber diese höhere Gewichtigkeit einnehmen lassen. Da das gesamte Energiefeld immer 100 Prozent ist, wird eine andere Person automatisch mehr als 50 Prozent einnehmen, wenn Sie sich zurückziehen, wenn Sie sich in dieser Begegnung minderwertig fühlen und Ihr Energiefeld unter Ihre 50 Prozent absinkt. Menschen, die dieses 50:50-Prinzip verinnerlicht haben, werden auch bei Begegnungen, bei denen sich jemand verkleinert, die andere Person ermutigen, ihre 50 Prozent einzunehmen. So breitet sich das faire Gleichgewicht immer weiter aus.

Es ist immens wichtig, dass Sie Ihre 50 Prozent für sich beanspruchen und im Energiefeld ausfüllen. Denn es geht um

Ihre Energie als lebender Organismus und um Ihr Lebensrecht: Ihr Recht auf ein faires 50:50 Energieverhältnis, das Sie zu jeder Zeit und an jedem Ort bei einer Begegnung mit jeder Person auf diesem Planeten haben.

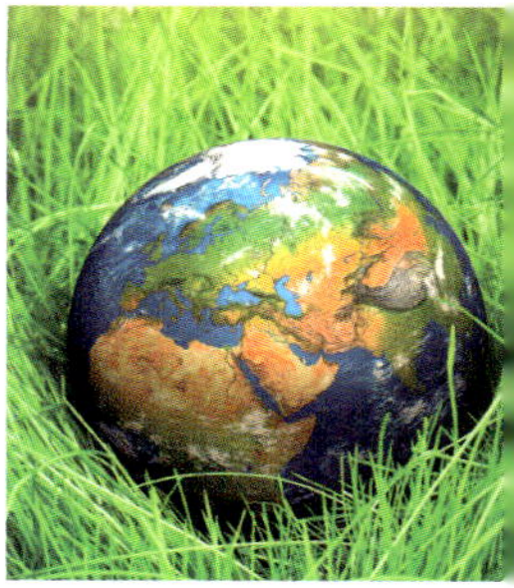

Nur wenn Sie stark sind, Ihr Recht einfordern und 50 Prozent leben, sind Ihr Energiefeld und Ihr Körper gesund.

50:50 hält gesund und zufrieden

In dem Moment, in dem eine Person ihr Energiefeld reduziert, können andere Menschen übermächtig werden. Damit nicht genug. Auch schädliche Bakterien und Viren können Sie erst dann angreifen, wenn Sie Ihnen durch Ihr eingeschränktes Energiefeld in indirekter Weise die Erlaubnis dazu geben. Die weiteren Parallelen ergeben sich unübersehbar: Wenn sich jemand häufiger in Situationen energetisch kleiner macht als er ist, ist es nicht verwunderlich, wenn sich daraufhin Grippe & Co. bei ihm melden. Wird das Energiefeld ständig zu klein gehalten, mündet dies in die sogenannten chronischen Befindlichkeitsstörungen – von Allergien und Burn-out über Ernährungsstörungen (die oft durch eine Art Selbstbestrafungsprogramm ausgelöst werden), Zahnproblemen bis hin zu den großen Problemen. Energetisch faire Begegnungen nach dem 50:50-Prinzip halten dagegen gesund und zufrieden: Eine Welt von 50:50-Beziehungen ist frei von Burn-out und Krankheit.

So stärken Sie Ihr Energiefeld

Die Basis dafür schaffen vitalstoffreiche Lebensmittel wie Obst, frisches Gemüse und vor allem Grassäfte. Sie liefern den Zellen alles, was sie brauchen, um stark zu sein mit dem Resultat: Ihre Zellen sind gesund, vital und kommunizieren perfekt miteinander. Diese gute Kommunikation auf Zellebene legt das Fundament für eine gute körperliche, seelische und geistige Gesundheit.

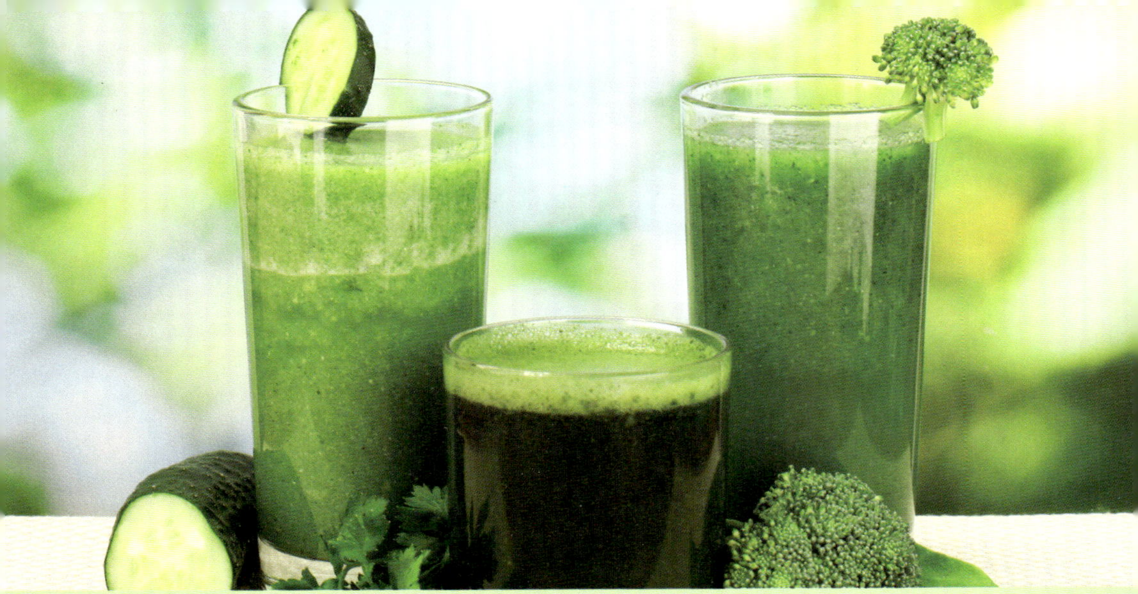

Schluckweise Gesundheit

Die grünen Smoothies sind neben den Grassäften eine weitere ausgezeichnete Möglichkeit, große Mengen gesundes Blattgrün in Rohkostqualität aufzunehmen. Zu verdanken haben wir die grünen Smoothies der US-amerikanischen Gesundheitsaktivistin *Viktoria Boutenko.* Sie hat sich und ihre Familienmitglieder durch Rohkost von diversen Zivilisationskrankheiten, wie Asthma, Arthritis, Herzrhythmusstörung und Diabetes geheilt. Als nach einigen Jahren doch einige Probleme, wie Gewichtszunahme, graue Haare, empfindliche Zähne oder Warzen an der Hand, auftraten, suchte sie nach einer Lösung, diese Mangelerscheinungen zu beheben und fand sie im Blattgrün. Die gebürtige Russin suchte nach einer Möglichkeit, viele Grünpflanzen in natürlichem Zustand zu sich zu nehmen. Dabei kam sie auf die Idee, sie in einem Mixer zu pürieren. Bei ihren Recherchen entdeckte sie, dass wir nur Zugang zu den wertvollen Inhaltsstoffen der Pflanzenzellen haben, wenn diese aufgebrochen sind. Kauen allein hilft da wenig. Da die Zellstruktur der grünen Pflanzenfasern sehr robust ist, zermahlen wir sie selbst bei richtig gründlichem Kauen nur sehr grob. Das können Sie selbst ausprobieren: Nehmen Sie einmal eine große Gabel voller Grünpflanzen in den Mund, und kauen Sie diese eine Minute lang gründlich durch. Spucken Sie dann das Ergebnis auf ein Blatt Papier. Sie werden sehen, wie groß die Faserstücke noch sind. Deshalb also das Pürieren im Mixer, das bricht die Zellwände der grünen Pflanzen wirklich auf.

Viktorias erster Versuch war übrigens im Mixer pürierter Grünkohl. Dieses anfangs wenig schmackhafte Püree wurde erst durch das spontane Zugeben von ein paar Bananen zum Trinkgenuss. Das war die Geburtsstunde der grünen Smoothies – von englisch *der Geschmeidige, Sanfte.*

Was es zu beachten gilt

Damit die Smoothies die Gesundheit optimal stärken und fördern, gilt es, einige Dinge zu beachten.

Nur beste Zutaten

Halten Sie sich bei den Smoothies an ein paar Grundregeln, um dem Körper den bestmöglichen Erfolg zu bringen.

Beginnen wir bei dem, was in die grünen Smoothies hineinkommen soll und was nicht. Da gibt es sehr große Unterschiede. Denn nicht jedes *Grünzeug* gewährleistet das, was es soll: Sie nämlich in ausreichender Menge mit wertvollen Stoffen für Ihre Gesundheit zu versorgen. Die Böden mit ihrem Mineralreichtum, das Klima (Wetter) und die Bearbeitung (Dünger) sind ausschlaggebend dafür, welche Nährstoffe letztendlich in den grünen Pflanzen enthalten sind.

Stets Bioqualität – nichts anderes

Wenn Sie – wie viele Menschen in den Städten – Ihr Gemüse, Ihren Salat und Ihr Obst kaufen müssen, sollte die Devise lauten: Alles aus garantiert biologischem Anbau. Denn nur Bioqualität garantiert, dass der grüne Smoothie kein Chemiecocktail wird. Sie wissen sicherlich auch, was alles beim konventionellen Anbau auf und in den Pflanzen landet. Pestizide & Co. wollen Sie zweifelsohne nicht mit dem hinunterschlucken, was Ihrer Gesundheit dienlich sein soll. Ganz abgesehen davon, dass pflanzliche Bioware uns erheblich mehr gesunde Inhaltsstoffe liefert als herkömmliche.

> Für jene, die partout keine Gelegenheit haben, sich mit selbst gesammelten Kräutern und Pflanzen zu versorgen, gibt es empfehlenswerte Alternativen (→ Bezugsquellen, S. 125).

Am besten aus eigener Ernte

Wer sich also seine grüne Energie im Lebensmittelhandel holen muss, ist ein wenig im Nachteil. Denn alle Kulturgemüse und -salate, die Sie im Laden kaufen, haben meist bereits einen längeren Transportweg hinter sich und dadurch einen Teil der Nährstoffe verloren. Das gilt leider auch für Produkte aus biologischem Anbau. Eine Ausnahme sind Bauernmärkte und Geschäfte mit regionalen Zulieferern.

Das Beste, was Sie in Ihren grünen Smoothie geben können, stammt daher ganz frisch aus Ihrem eigenen Anbau oder aus Ihrer eigenen Sammlung in der Natur. Schließlich muss man nicht einen eigenen Garten oder Balkon haben, um sich mit frischen Zutaten für seinen Smoothie zu versorgen. Auch in der nächsten Umgebung wächst so einiges, das gut in den Mixer wandern kann. Gerade Wildkräuter haben einen hohen Gehalt an wertvollen Inhaltsstoffen, im Durchschnitt zehnmal mehr Biophotonen als Pflanzen aus Kulturanbau. Nehmen Sie doch einmal an einer Wildkräuterwanderung teil, und lassen Sie sich die Vielzahl unserer heimischen essbaren Grünpflanzen zeigen! Sie werden staunen.

Smoothie-Pulver

Für die Tage, an denen Sie nicht zum Einkaufen von Pflanzengrün kommen, bietet Smoothie-Pulver (Bezugsquelle, → S. 125) eine gesunde Alternative. Es ist eine Pulvermischung aus schonend getrockneten Grünpflanzen in Rohkostqualität, von der Sie Ihrem Smoothie 2 TL beigeben können. Sie können damit auch jeden grünen Smoothie aufwerten, der bereits frisches Grün enthält. Mit verschiedenen Graspulvern, Chlorella, Spirulina, Kelp, Löwenzahn und Broccolisprossen ist es eine wahre Powercocktail-Mischung. Sehen Sie es wie beim Autotunen: Sie holen damit aus jedem Smoothie ein »paar PS« mehr heraus.

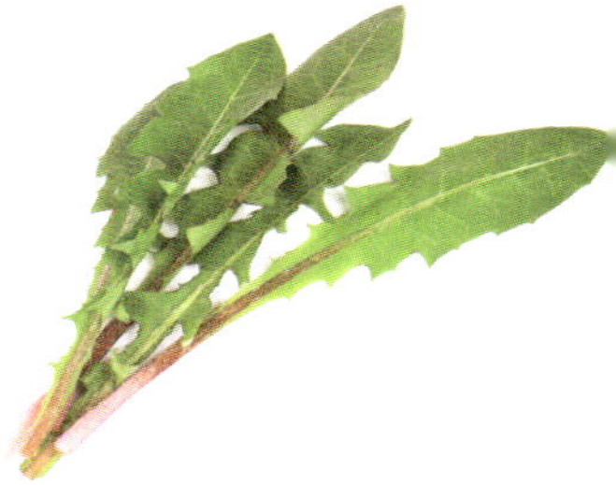

Wissenswertes zu einzelnen Pflanzen

- Gut geeignet für grüne Smoothies sind alle essbaren Wildkräuter, am besten gemischt, wie beispielsweise Löwenzahn, Lindenblätter, alle essbaren grüne Blätter, die Ihr Garten bereithält, wie etwa junge Himbeer- oder Johannisbeerblätter oder Blätter von Kohlrabi, Rote Bete und Radieschen.
- Das ganze Jahr verfügbar sind bzw. im Winter bieten sich folgende Sorten an: Batavia, Kopfsalat, Portulak, Endivie (die äußeren dunkelgrünen Blätter), Löwenzahn aus dem Bioladen, Petersilie, Feldsalat, Staudensellerie mit Blättern.
- Alle Kohlgewächse enthalten Senföle und entwickeln gemixt eine gewisse Schärfe.
- Küchenkräuter, die als Heilkräuter verwendet werden, wie etwa Salbei oder Melisse, sollten Sie dem Smoothie nur in kleinen Portionen beigeben, um Ihren Körper nicht zu überfordern. Die Kräuter sind geschmacklich sehr intensiv, und obendrein wird ihnen therapeutische Wirkung zugesprochen, die bereits in kleinen Mengen eintritt.

Der eigene Garten, Wald und Wiesen in der Umgebung und Bioläden bieten eine Fülle an gesundem Grünzeug.

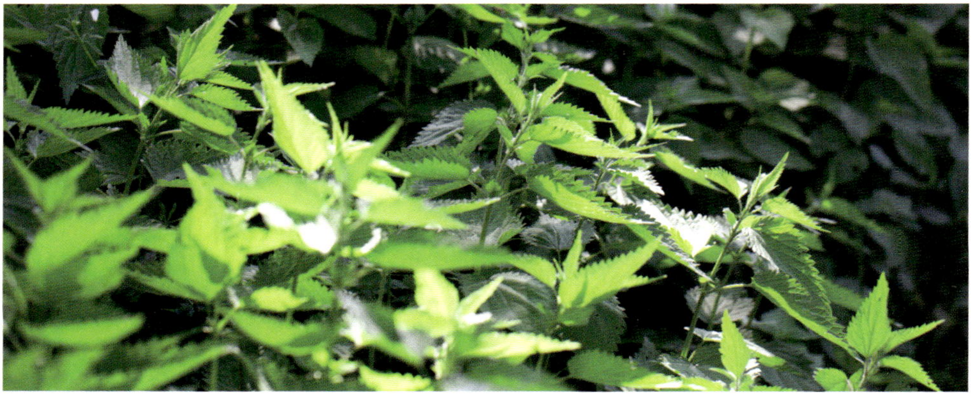

Die Brennnessel ist reich an organischem Silicium (Kieselsäure), das besonders wertvoll ist für das Bindegewebe – doch Achtung: Nicht zu viel davon!

- Brennnesseln sind harntreibend und können bei sehr großen Dosen auch Mineralien aus dem Körper schwemmen. Deshalb geben Sie diese den Smoothies besser nur in moderaten Portionen bei. Eine wirkliche Überdosierung habe ich bisher nur bei frisch gepressten Brennnesselsäften erlebt, bei denen sich einige Damen nach intensivem Brennnesselsaft-Trinken wie »ausgelutschte Kaugummis« – so ihr Wortlaut – fühlten. Wenn Sie sich also müde und ausgelaugt fühlen, kann es sinnvoll sein, Brennnessel nicht täglich den grünen Smoothies zuzugeben.
- Lauchgewächse gehören generell nicht in grüne Smoothies. In Asien wird zum Beispiel Porree als Schlafmittel verwendet und idealerweise bei den Smoothies komplett vermieden.

Rohe Kohlgewächse

Denken Sie daran, dass rohe Kohlgewächse eine goitrogene Wirkung haben können und bei Schilddrüsenproblemen nicht verwendet werden sollten. Wenn Sie regelmäßig Kohlgewächse in Ihren Smoothie geben, sollten Sie als Ausgleich Meeresalgen (wie Wakame) in Ihre Ernährung einbauen.

❤ Die Blätter von Nachtschattengewächsen wie Tomaten, Paprika, Auberginen und Kartoffeln enthalten Giftstoffe und sind deshalb selbstverständlich keine Zutaten für grüne Smoothies.

Immer abwechseln

Viele Grünpflanzen enthalten je nach Sorte kleine Mengen Alkaloide. Deshalb sollten Sie Ihre Grünpflanzensorten regelmäßig abwechseln, um Überdosierungen zu vermeiden. *Viktoria Boutenko* hat beispielsweise mehrere Monate fast ausschließlich Grünkohl für ihre Smoothies verwendet. Als sie nach etwa vier Monaten, in denen sie manchmal täglich zwei Liter dieser Smoothies trank, leichte Taubheitsgefühle im Gesicht entwickelte, wurde sie überhaupt erst darauf aufmerksam, wie wichtig es ist, regelmäßig die Blättersorte zu wechseln.

Genau wie Bauern die Feldfrüchte wechseln, um den Boden nicht auszulaugen, sollten Sie immer wieder Ihre Grünpflanzen im Smoothie variieren, um Ihren Körper nicht zu überlasten.

Achtung Oxalsäure!

Oxalsäure bindet Kalzium und blockiert damit die Aufnahme dieses wichtigen basischen Minerals in den Körper. Oxalsäurehaltiges Blattgemüse, wie Mangold, Spinat, Rhabarber und Sauerampfer, sollten Sie deshalb nur einmal pro Woche für Ihren grünen Smoothie verwenden. Wenn Sie Zahn- oder Gelenkprobleme haben und zu Nierensteinen neigen, ist es am besten, auf stark oxalsäurehaltige Grünpflanzen komplett zu verzichten.

Farbskala grüne Smoothies

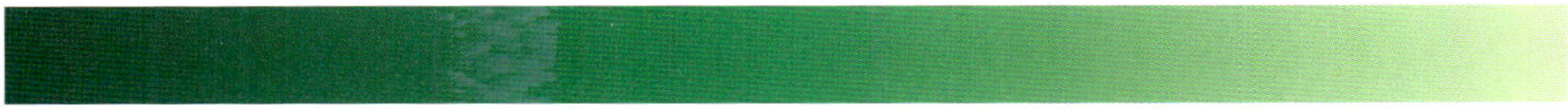

Super-Smoothie hat therapeutische Wirkung	zur Aufrechterhaltung der Gesundheit	nur als Erfrischung und Getränk

Früchte für grüne Smoothies

Grüne Smoothies, die süße Früchte enthalten, machen es leicht, sich an diese neue Ernährungsform zu gewöhnen, weil Sie damit einen Smoothie erhalten, der grün aussieht, aber süß und fruchtig schmeckt. Dies ist für Sie vielleicht eine völlig neue Erfahrung: »Grün schmeckt gut.« Wenn sehr viele süße Früchte im Smoothie sind, müssen die wertvollen basischen Mineralien in den grünen Blättern allerdings primär dafür verwendet werden, den Zucker von den Früchten zu neutralisieren.

Zur Eingewöhnung können Sie deshalb gern mit süßen Früchten anfangen, sollten dann aber langsam die Menge an grünen Blättern steigern und zugleich die Menge der süßen Früchte reduzieren.

Die richtige Wahl der Smoothie-Früchte

- Verwenden Sie nur wirklich reife Früchte. So gehört eine Orange, die zu sauer ist, um sie pur zu essen, nicht in den Smoothie. Erst bei einer reifen Banane ist die Stärke bereits in Zucker umgewandelt, und erst das macht sie fit für den Smoothie.
- Gute Smoothie-Früchte für den Anfang sind Bananen, Mangos, Birnen, Pfirsiche und Cantaloupe- oder Galiamelonen. Für Fortgeschrittene eignen sich Äpfel, die bei leistungsschwachen Mixern ein wenig bröseln, und Ananas, die etwas schäumen und somit viel Luft in den Smoothie bringen.
- Generell sind alle Früchte, die Sie auch allein mit Genuss essen können, einen Smoothie-Versuch wert. Manche Kombinationen, wie Heidelbeeren und Bananen, sind mit Blattgrün geschmacklich ein Genuss, von der Optik (bräunlich) eher gewöhnungsbedürftig.
- Stärkehaltiges (Wurzelgemüse, unreife Bananen) und zuckerhaltige Früchte gehören nicht zusammen in den gleichen Smoothie, da beide verschiedene Verdauungssäfte benötigen. Stärke ist langsamer in der Verdauung, und der

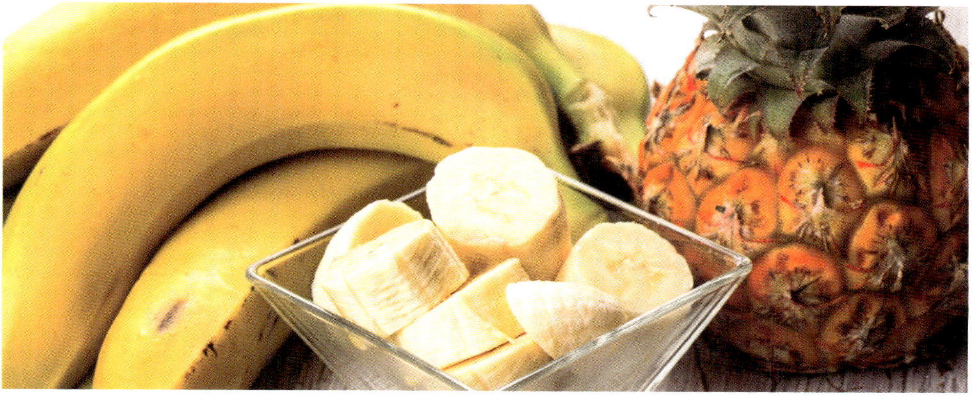

Bananen müssen reif sein, um Bestandteil eines gesunden Smoothies sein zu dürfen.

Zucker, der viel schneller in die Verdauung kommt, aber von dem Stärkeanteil gebremst wird, geht in Gärung über. Dadurch entsteht der berühmte »Fuselalkohol«, der die Leber belastet, sowie Kohlensäure, die den Körper übersäuert und Blähungen verursacht. Deshalb die Grundregel: In einen Fruchtsmoothie gehören **keine** Gemüse. Grüne Blattgemüse stehen für sich alleine und werden hier nicht zu den Gemüsen gezählt.

Flüssigkeit im Smoothie

Es geht in diesem Buch ausschließlich um gesundheitsfördernde Smoothies, deshalb kommt als Wahl der Flüssigkeit nur Wasser oder frischer, selbst gepresster oder entsafteter Fruchtsaft oder bei pikanten Smoothies frischer Gemüsesaft infrage.

Nun ist Wasser nicht gleich Wasser. Idealerweise haben Sie ein gutes Quellwasser zur Verfügung. Wenn Sie auf Leitungswasser zurückgreifen müssen, lassen Sie die ersten fünf Liter morgens erst einmal durchlaufen. Das Wasser steht nachts in den Leitungen und kann daher schon, je nach Alter der Leitungen, mit Schwermetallen belastet sein. Generell ist Leitungswasser leider meist mit Chemikalien,

Düngemitteln, Antibiotika und Hormonen belastet. Wenn Sie solches Wasser verwenden, neutralisieren die basischen Inhaltsstoffe der grünen Smoothies die Chemikalien im Wasser zum Teil – und deswegen kommen dann bei Ihnen weniger Nährstoffe an als gewünscht. Ein optimales Ergebnis erhalten Sie daher nur mit gutem, reinem Wasser.

Fruchtsäfte sollten frisch gepresst sein, da sie eingetütet oder in Flaschen abgefüllt keine Enzyme mehr enthalten. Grundsätzlich enthalten Fruchtsäfte sehr viel Zucker, und wenn Sie sie den Smoothies hinzufügen, werden die basischen Mineralien im Blattgrün primär dafür verwendet, um den Zucker abzupuffern. So enthält 1 Liter Apfelsaft oft soviel Zucker wie 25 oder mehr Zuckerwürfel.

Wassermengen im Smoothie

Bitte verwenden Sie nur die Menge Wasser, die Ihr Mixer auch wirklich benötigt, um eine homogene, cremige Masse herzustellen. Der Smoothie sollte zum Löffeln sein.

Ist zu viel Wasser enthalten, wie in vielen Smoothie-Büchern empfohlen, erfrischt dieser Smoothie und belebt durch die Flüssigkeit die Zellen, kann aber gleichzeitig durch die starke Verdünnung der Verdauungssäfte schwerer zu verdauen sein.

Die Folgen von zu viel Früchten und zu viel Wasser

- Die Inhaltsstoffe werden nicht optimal aufgenommen, da die Verdauungssäfte durch das viele Wasser verdünnt werden.
- Blähungen: Wenn sich der Mageninhalt zu sehr ausdehnt, kann sich der Druck auch auf das Herz auswirken. Manche vermeintlichen Herzbeschwerden resultieren ganz einfach auf Gasbildung in Folge ungünstiger Nahrungskombinationen.
- Der Smoothie wird leicht sauer, anstatt basisch zu wirken, und belastet den Organismus eher als ihn zu beleben.

Der richtige Mixer

Für Ihre ersten Versuche bei der Smoothie-Herstellung eignet sich jeder Standmixer oder auch ein guter Pürierstab. Doch erst ein Hochleistungsmixer ist in der Lage, die Faserstoffe der Pflanzen wirklich vollständig aufzubrechen und so das Optimum aus den Nährstoffen in den Zellen herauszuholen (Bezugsquelle, → S. 125).

Vorteile, die ein Hochleistungsmixer bietet

- Optimale Nutzung der Inhaltsstoffe
- Mit dem Hochleistungsmixer können Sie die Wassermenge auf eine winzige Menge reduzieren und nach wie vor superfein pürieren.
- Ein Hochleistungsmixer macht aus dem Inhalt eine schöne cremige Konsistenz.
- Es gibt keine Fitzelchen im Smoothie, die vor allem oft Kinder ablehnen.

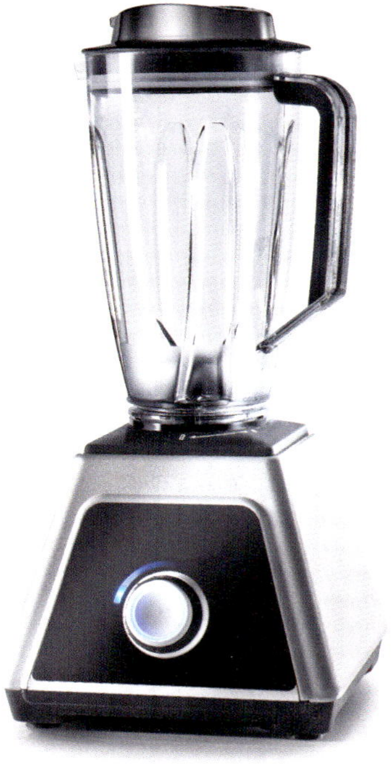

Wie gut Ihr Körper die Nährstoffe aus dem Smoothie aufnehmen kann, hängt auch von Ihrem Mixer ab. Eine Hochleistungsmaschine püriert, mixt und zerkleinert Früchte, Gemüse, Nüsse, Saaten und Eiswürfel. Diese Leistung ist nur bei Geräten möglich, die 30.000 Umdrehungen in der Minute schaffen. Sie sollten einfach in der Bedienung sein.

Sie vertragen grüne Smoothies nicht?

Wenn Ihnen grüne Smoothies Beschwerden verursachen, beispielsweise den Körper beschleunigt wieder verlassen, liegt es oftmals an der plötzlich erhöhten Menge an Ballaststoffen, die den Transport im Darm sehr beschleunigen. Deshalb ist es wichtig, dass Sie Ihren Körper langsam an die grünen Smoothies gewöhnen. Beginnen Sie deshalb mit einer kleinen Menge, etwa eine Kompottschüssel voll, die sie langsam löffeln.

Ein weiterer Grund, warum Smoothies manchmal nicht vertragen werden, ist die Kombination der Zutaten. In einen Smoothie gehören ausschließlich grüne Blätter und eine kleine Menge reifer Früchte, die den Smoothie schmackhaft machen.

Wenn Sie einen Smoothie nicht vertragen – überdenken Sie die Kombination oder lassen Sie die Früchte weg.

Wenn Sie den Verdauungstrakt mit Obst überlasten, »zwickt« es im Bauch. Denn wenn der Körper nicht genügend Verdauungssäfte und Enzyme hat, um die Menge an Smoothie zu verdauen, ist Gärung die natürliche Folge.

Tipps

- Reduzieren Sie die Flüssigkeitsmenge, und geben Sie nur so viel Wasser in den Mixer, wie nötig. Zu viel Wasser im Smoothie verdünnt die Verdauungssäfte im Magen.
- Löffeln Sie Ihren Smoothie. Indem Sie Ihren Smoothie essen statt trinken, wird er bereits mit den Verdauungssäften im Mund vermischt, und die Nährstoffe werden besser aufgenommen.
- Ein Hochleistungsmixer püriert die Zutaten auf feinste Weise und verhindert so, dass größere Stücke im Darm gären.
- Lassen Sie die Früchte im Smoothie weg, und gehen Sie über auf einen pikanten Smoothie.

Meine Lieblingsrezepte

Hier möchte ich Ihnen einige meiner Lieblingsrezepte vorstellen. Dabei gibt es Rezepte für pikante Smoothies, die keine Früchte enthalten, sowie Rezepte für süße Smoothies mit Früchten.

Bevor Sie loslegen, darf ich Ihnen noch etwas Wichtiges ans Herz legen: Essen Sie von einem Smoothie nur so viel, wie Ihnen guttut. Denn *mehr Smoothie* bedeutet nicht automatisch *mehr Gesundheit*. Im Gegenteil: Wenn Sie Ihren Körper mit Smoothies überlasten, hat er nicht die Kapazität, den Smoothie gut zu verdauen, und das ist kontraproduktiv. Fangen Sie deshalb erst mit einer Dessertschüssel Smoothie an.

Wenn Sie Verdauungsstörungen haben beziehungsweise Nährstoffe auf Grund eines geschwächten Verdauungssystems nur unzureichend aufnehmen können, beginnen Sie am besten erst mit Grassäften und mit grünen Smoothies ohne Früchte.

Auf die richtige Dosis kommt es auch bei den so gesunden Smoothies an …

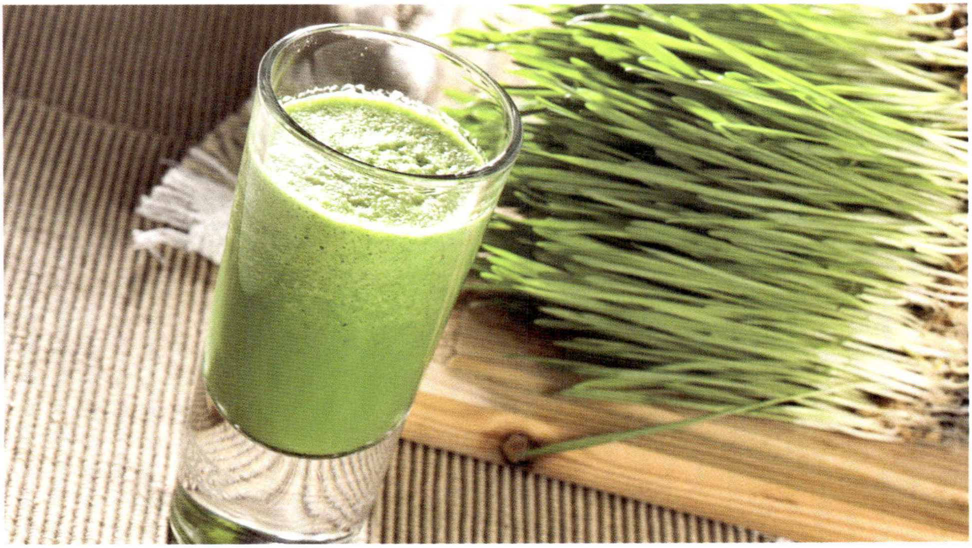

Pikante Smoothies

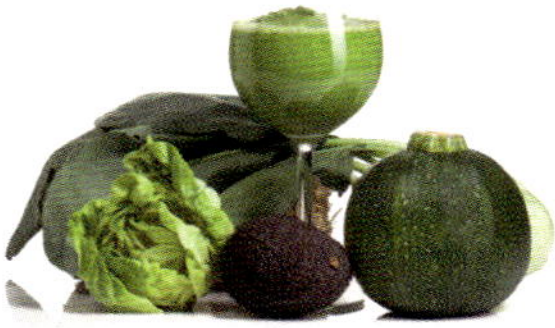

Bei den Rezepten für die pikanten Smoothies werden Sie häufig Avocados unter den Zutaten finden. Ich nehme sie dafür sehr gern, weil sie dem Smoothie einen cremigen Charakter geben.

Zwiebelgewächse besser meiden

Ich verwende in meiner Küche keine Zwiebelgewächse, da diese im asiatischen Raum für ihre schlaffördernde Wirkung bekannt sind. Wer viel Konzentrationskraft und Energie braucht, dem empfehle ich, alle Zwiebelgewächse gänzlich zu vermeiden. Das umfasst Knoblauch, Bärlauch und alle Zwiebelsorten, Schnittlauch, Porree und alle anderen Lauchsorten. Man sollte diese nur therapeutisch, wie beispielsweise den Knoblauch als natürliches Antibiotikum oder Bärlauch zur Frühjahrskur sowie zur Schwermetallentgiftung einsetzen.

Petersiliencreme

Zutaten für 2–4 Personen als Dip

2 reife Avocados

1 Bund Petersilie

Diese Creme, die sich sehr gut als Dip für Gemüse oder als gesunder Brotaufstrich eignet, ist mein persönlicher Liebling.

Zubereitung

1 Die Petersilie klein schneiden, die beiden Avocados schälen. Dann die Kerne entfernen und das Fruchtfleisch etwas zerkleinern. Für Hochleistungsmixer brauchen Sie die geschälten und entkernten Zutaten nicht klein schneiden.

2 Geben Sie die Zutaten in den Mixer. Die Menge an Wasser, die Sie hinzugeben, richtet sich nach Ihrem Mixer. Bei einem Hochleistungsmixer brauchen Sie kein Wasser zugeben. Ansonsten müssen Sie selbst austesten, wie viel Wasser

Ihr Mixer benötigt, um sich in Bewegung zu setzen.

3 Schmecken Sie die fertig gemixte Creme mit Kräutersalz ab.

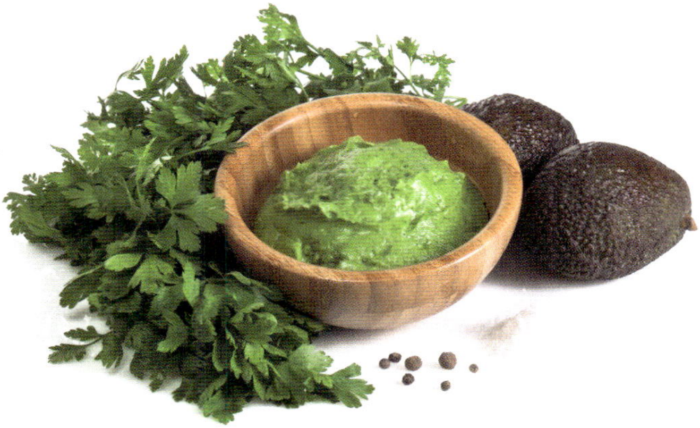

TIPP Eine tolle Variante ist auch die Basilikumcreme. Ersetzen Sie einfach die Petersilie durch Basilikum.

Garten-Gazpacho

Diese kalte Rohkostsuppe eignet sich wunderbar als nährstoffreiche Vorspeise, auch für hungrige Kinder, die gerade von der Schule nach Hause kommen. Dieses Rezept stellt eine vollständige Mahlzeit für eine Person dar.

Zutaten für 2 Personen

- 2 Stangen Staudensellerie
- ½ Bund Petersilie
- 1 sehr reife Tomate
- 1 reife Avocado
- ½ bis 1 Tasse Wasser – je nach Mixer
- Kräutersalz nach Belieben

Zubereitung

1 Alle Gemüse je nach Mixer kleiner oder größer schneiden.

2 Alles zusammen mit dem Wasser in den Mixer geben.

3 Die fertige Gazpacho nach Belieben mit Kräutersalz abschmecken.

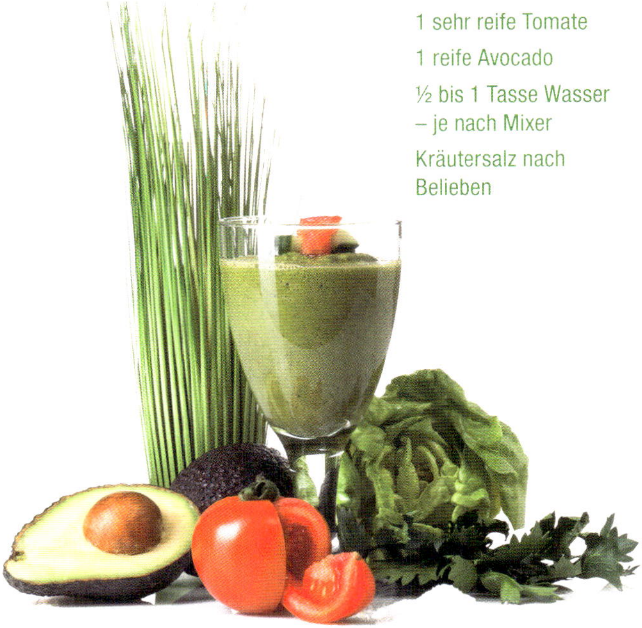

TIPP Sie können etwas klein gewürfeltes Gemüse zur fertigen Gazpacho geben, wenn Sie etwas zum Kauen haben möchten.

Kühlender Sommer-Smoothie

Zutaten für 2 Personen

- 1 Salatkopf (Batavia oder Kopfsalat)
- 1 Schlangengurke oder große Landgurke
- 1 reife Avocado
- ½ Tasse Wasser
- Kräutersalz nach Belieben
- Küchenkräuter wie Dill oder Zitronenmelisse zum Abschmecken

Dieser Smoothie stellt bei warmem Wetter eine ganze Mahlzeit dar.

Zubereitung

1 Das Gemüse klein schneiden.

2 Alles mit dem Wasser im Mixer fein pürieren.

3 Mit Kräutersalz und frischen Kräutern abschmecken.

TIPP Sollten Sie eine Zucchinischwemme im Garten haben, können Sie die Gurken sehr gut durch Zucchini ersetzen. Dann geben Sie einfach ein bisschen mehr Wasser in den Mixer.

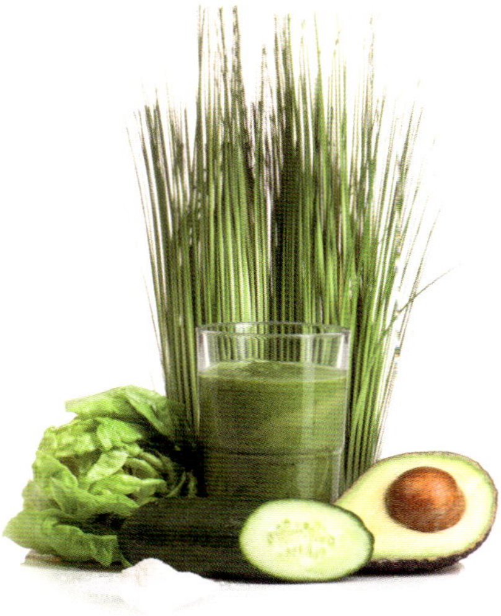

Kohlrabi-Creme

Zutaten für 2 Personen

- Blätter von 2 Kohlrabi
- Ein paar grüne Salatblätter
- 1 Avocado
- 1 Zucchini
- Kräutersalz

Sie können die Kohlrabiblätter jederzeit durch Rote-Bete-Blätter oder Radieschen- sowie Rettichblätter ersetzen, die in der Küche oft nicht verwendet werden. Gerade diese grünen Blätter sind wahre Nährstoffbündel.

Zubereitung

1 Die Kohlrabiblätter können mit den Stängeln verwendet werden, für einfache Mixer vorher klein schneiden.

2 Alle Zutaten in den Mixer geben und fein pürieren.

3 Anschließend mit Kräutersalz nach Belieben abschmecken.

TIPP Dieses Rezept bietet eine vollständige Mahlzeit für eine Person. Als Vorspeise eignet es sich für zwei Personen.

Gartenkreation

Hier kommt alles hinein, was bei einem Gartenrundgang in Ihr Körbchen wandert. Für Geschmeidigkeit ist die Avocado zuständig, die Gurke gibt dem Smoothie wertvolle Flüssigkeit. Gurken sind reich an Silicium. Ein paar Tage grüne Smoothies mit Gurken geben Haut, Haaren und Bindegewebe wertvolles Silicium, wodurch die Haare einen schönen Glanz bekommen.

Zutaten für 2 Personen

Mischung aus Wildkräutern:
- Löwenzahn
- Frauenmantel
- Brennnessel
- Spitz- und Breitwegerich
- Schafgarbe
- Giersch
- Vogelmiere

Ein paar Blätter Zitronenmelisse
1 Avocado
1 Schlangengurke
Kräutersalz
Etwas Wasser zum Mixen

Zubereitung

1 Avocado und Gurke etwas zerkleinern und mit den Wildkräutern in den Mixer geben.

2 Den Smoothie pürieren und zum Abschluss mit Kräutersalz nach Belieben abschmecken.

TIPP Sie können den fertigen Smoothie mit Gänseblümchen, Borretschblüten und einer Kapuzinerkresseblüte dekorieren. Die Blüten sind auch essbar.

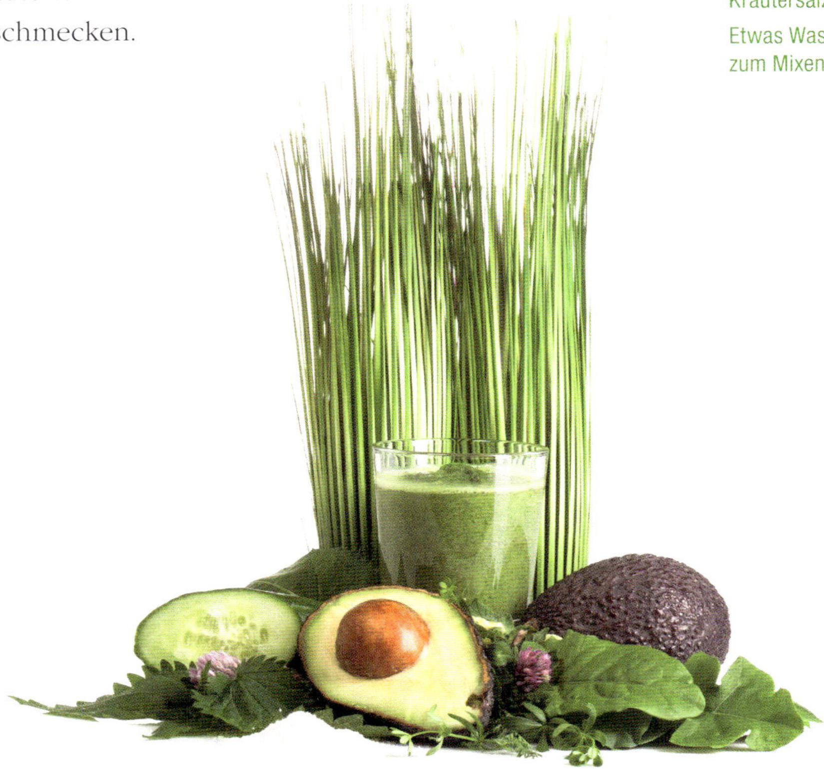

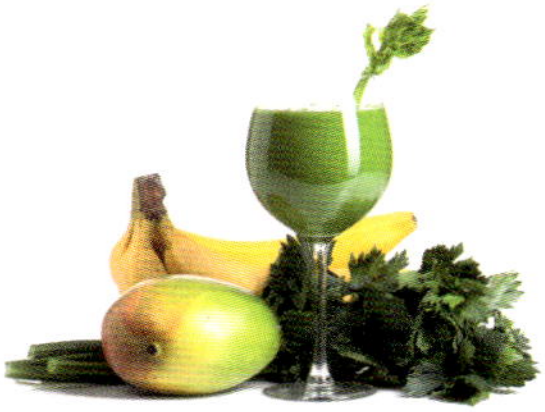

Smoothies mit Früchten

Es gibt nur eine Chance für den ersten Eindruck. Bei diesen Rezepten habe ich ganz bewusst die süßen Früchte für den Einstieg ausgewählt. Sie sollen begeistert sein, sich mit den Smoothies vitalisiert fühlen und Lust auf mehr davon bekommen. Dann werden Sie Freude daran finden, mit den verschiedensten Grünpflanzen und Früchten zu experimentieren und auch nach und nach mehr Grün und weniger süße Früchte in den Smoothie geben.

Stets das richtige Maß

Geben Sie immer nur so viele Früchte in Ihren Smoothie, wie Sie auch ungemixt auf einmal essen könnten. Wenn die Verdauungssäfte dafür nicht vorhanden sind, sind oft Gärung und die Bildung von Fuselalkohol die Folge. Wenn sich plötzlich an der Nase feine rote Äderchen zeigen, kann das ein Anzeichen von Fuselalkohol und einer Leberbelastung sein.

Vitalisierer

Zutaten für 2 Personen

2–3 Stangen Staudensellerie mit Blättern
1 Banane
1 Mango

Mit dem Sommersellerie bekommt dieser Smoothie eine wundervoll grüne Farbe. Dank der Kombination mit den wunderbaren Inhaltsstoffen von Banane und Mango gibt er Ihnen einen richtigen Energiekick. Sie werden sofort spüren, wie er Sie vitalisiert.

Zubereitung

1 Schneiden Sie alle Zutaten je nach Leistung Ihres Mixers in mehr oder weniger kleine Stücke.

2 Geben Sie danach nur so viel Wasser dazu, wie Ihr Mixer benötigt, um daraus eine geschmeidige Masse herzustellen, meist sind das zwischen 100 bis 200 ml Wasser.

TIPP Die Sommervariante des Staudenselleries ist meist dunkelgrün und sehr intensiv im Geschmack. Fangen Sie deshalb am besten zuerst mit zwei Stangen an, und erhöhen Sie die Menge ganz nach Ihrem Geschmack.

Winter-Smoothie

Brombeerblätter sind das ganze Jahr verfügbar. So finden Sie diese auch bei Ihrem Winterspaziergang am Waldrand und an Hecken. Denken Sie beim Pflücken an die Handschuhe, die Blätter haben Dornen.

Zutaten für 2 Personen

1–2 Handvoll Brombeerblätter

1 Banane

1 Orange

1 Stück Ingwer, ca. 0,5 cm

Zubereitung

1 Die Orange schälen und entkernen.

2 Die Banane schälen und den Ingwer mit der Orange je nach Mixerleistung klein schneiden.

3 Da die Brombeerblätter an der Blattunterseite kleine Dornen haben, sollten diese zuerst mit dem Mixer sehr fein püriert werden.

4 Danach die anderen Zutaten in den Mixer geben.

5 Geben Sie so viel Wasser wie nötig dazu, um eine schöne homogene Mixtur zu erhalten.

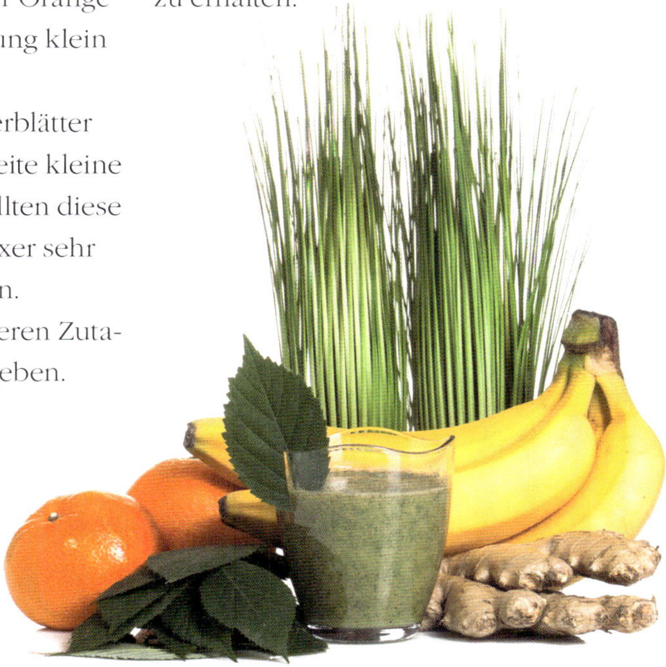

Wildkräuter-Smoothie

Zutaten für 2 Personen

- 1–2 Handvoll Wildkräuter wie Löwenzahn, Spitzwegerich, Giersch und Vogelmiere
- 1 Banane
- 1 Mango

Wildkräuter, die auf unbewirtschafteten Flächen wachsen, bei denen die Böden noch über eine höhere Menge an Mineralien und Spurenelementen verfügen, sind ausgezeichnet. Diese Pflanzen sind weitaus robuster als Kulturgemüse und weisen zudem eine deutlich höhere Menge an Biophotonen auf.

Zubereitung

1 Die Wildkräuter und Früchte klein schneiden.

2 Beginnen Sie dabei mit einer Handvoll Wildkräuter, und geben Sie nur soviel von den Früchten hinzu, dass Sie den Smoothie mit Genuss essen können.

3 Bei der Menge an Wasser richten Sie sich danach, wie viel Ihr Mixer benötigt, um eine schöne cremige Konsistenz herzustellen.

TIPP Einige Wildkräuter werden beim Mixen schnell braun, zum Beispiel die Kohldistel. Um das zu vermeiden, geben Sie bei der Zubereitung einfach etwas frischen Zitronensaft in den Mixer.

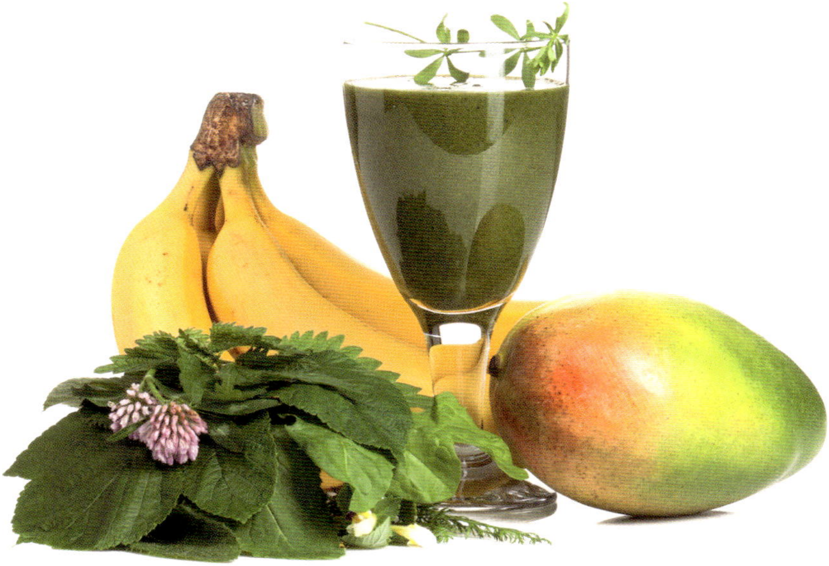

Der grüne Liebling

Dieser Smoothie hat ein phänomenal sattes Grün und schmeckt traumhaft. Man kann also verstehen, wenn ihn manche am liebsten jeden Tag essen würden. Bitte denken Sie jedoch daran: Spinat enthält Oxalsäure (→ S. 109) und ist deshalb nicht für den täglichen Genuss geeignet.

Zutaten für 2 Personen

- 2 Handvoll gewaschene Spinatblätter
- 2 Bananen
- 1 Orange

Zubereitung

1 Spinat ist sehr zart und muss bei einfachen Mixern nicht klein geschnitten werden.

2 Bei den meisten Mixern sollte die Orange in kleine Stücke geschnitten werden. Wenn Sie die Orange für den einfachen Mixer mit der Zitruspresse entsaften, brauchen Sie nicht zusätzlich Wasser zugeben.

3 Geben Sie nun alle Zutaten in Ihren Mixer, und pürieren Sie sie zu einer feinen, geschmeidigen Masse.

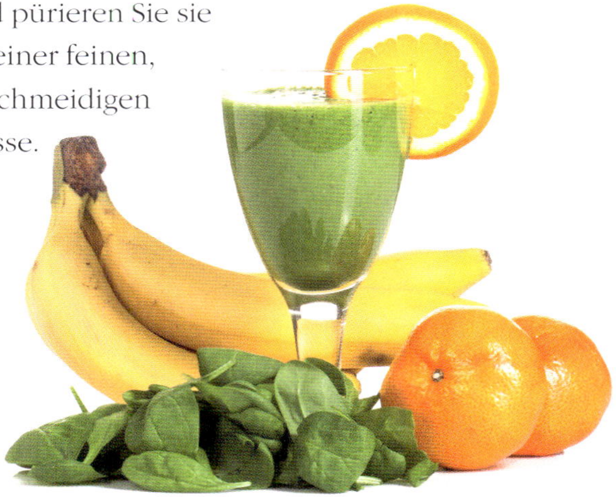

Ein Hauch von Asien

Ingwer, im Ayurveda für seine verdauungsstimulierenden Kräfte geschätzt, gibt dem Smoothie eine leichte Schärfe. Statt des üblichen süß-sauren Geschmacks der asiatischen Gerichte haben Sie hier die süß-scharfe Variante.

Zutaten für 2 Personen

- 150 g Feldsalat
- 1 Mango
- 1 Scheibe Ananas
- 1 Banane
- Geriebener Ingwer

Zubereitung

1 Feldsalat ist ein optimaler Wintersalat und für den Mixer leicht zu schaffen.

2 Die Ananasscheibe, die Mango und die Banane sollten eventuell etwas kleiner geschnitten werden.

3 Dann alles in den Mixer geben und fein pürieren.

Über dieses Buch

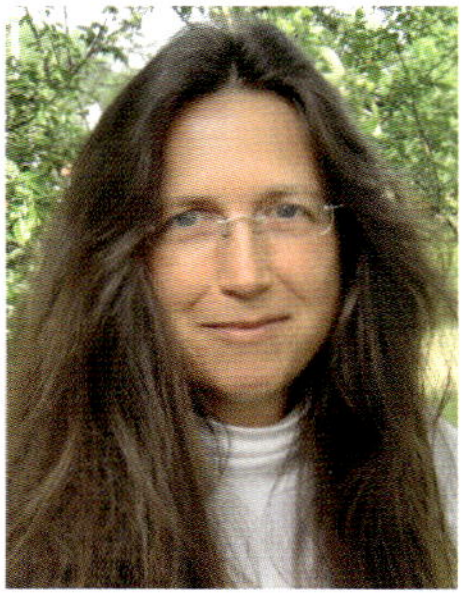

Über die Autorin

Maria Kageaki, geboren 1965 im Chiemgau, Mutter von 5 Kindern, ernährt sich seit 1995 von veganer Rohkost. Maria Kageaki ist Ernährungscoach mit eigener Praxis für Gesundheit und Jugendlichkeit in Waging am See. Sie ist spezialisiert auf Ernährungssoptimierung, Gelenksgesundheit, Zahngesundheit, Burn-out-Prävention und natürliche Vitalität und ätherische Öle. Seit 2006 hält sie Vorträge zu Gesundheitsthemen in Deutschland, Österreich und in der Schweiz.
Kontaktadresse: grassaftpower@web.de

Haftungsausschluss

Text- und Bildnachweis

Anmerkungen [1-7] vgl.: http://www.zentrum-der-gesundheit.de/gerstengrassaft.html; [8] vgl. Galvani: Chemie 11. Ausgabe B. Zum neuen Lehrplan für die Oberstufe. Bayerischer Schulbuchverlag. München

© **Daniel Gusche** 3, 11, 117–123; © **fotolia** 1, 3, 54, 66: Eskymaks; 2, 34: Artem Merzlenko; 3, 84–85: Minerva Studio; 11ff. Picsfive, antpkr; 14: SP-PIC; 18: Dark Vectorangel, Jocky; 21: Subbotina Anna; 22: Arjuna Kodisinghe; 26: adimas; 30: Uwe Bumann; 31: semion; 33: regine schöttl; 35ff: itestro; 36: steamroller; 37: ksuksa; 39, 90: Dmitry Sunagatov; 48: iko; 58: VRD; 60: T.Tulik; 62: Anatolii; 63: olya_dn; 64: psdesign1; 71: Marc Nicke; 74: melkerw; 76: Maksim Samasiuk; 77: valerygrig; 79: Henry Schmitt; 82: Denis-Nata; 86: Mellow10; 87: shootingankauf; 89: Coprid; 93: Václav Hroch; 95: Irina Fischer; 97, 104: Africa Studio; 98: ExQuisine; 100: Direk Takmatcha; 103: Andrey Armyagov; 107: Alois; 108: unpict; 111: daffodilred; 115: Brent Hofacker; © **istockphoto** 2, 12–13: bgfoto; 6: OJO_Images; 41: shawn_hempel; 50: eyecrave; 68: skynesher

Impressum

Producing: Josef K. Pöllath, Dachau
Umschlag, Layout und DTP: Lydia Kühn, Aix-en-Provence, Frankreich
Umschlagbild: © fotolia marylooo, Eskymaks
Korrektorat: Susanne Langer MA, Traunstein
Gesamtherstellung: Longo SPA, Bozen, Italien
ISBN: 978-3-9809234-4-6

Bezugsquellen

Besuchen Sie uns im Internet: landkaufhausmayer.de

Landkaufhaus Mayer GmbH
Vachendorfer Straße 3, 83313 Siegsdorf/Schweinbach
E-Mail: info@landkaufhausmayer.de
www.landkaufhausmayer.de

Lebensweg Centrum
Am Soodhof 9, 21629 Neuwulmstorf
Tel. 0 41 68/90 05 85, Fax. 0 41 68/90 05 86, E-Mail: regge@t-online.de

Register

Register
I bis Z

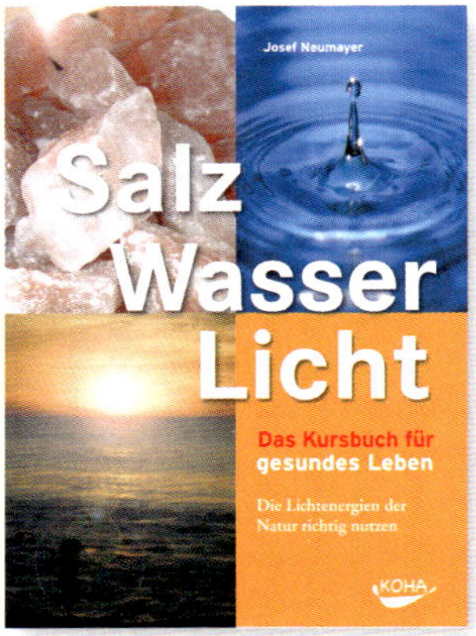

Josef Neumayer
Salz Wasser Licht
Das Kursbuch für gesundes Leben

Paperback, 192 Seiten, farbig
€ [D] 19,95
ISBN 978-3-936862-61-4

Wie so oft: Es sind die einfachen Dinge, die tatsächlich wirken, die zum Erfolg führen! In diesem umfangreichen Ratgeber erfahren Sie, wie Salz, Wasser und Licht, also die essenziellen Bausteine unseres Lebens, auf der körperlichen, aber auch auf der energetischen Ebene wirken.
Sie sind eine Art Schlüssel für die Heilung und für das Bewusstsein. Viele Tipps und praktische Anwendungen machen dieses Buch zu einem wichtigen und aktuellen Nachschlagewerk. Es hilft Ihnen, Ihr Leben besser zu verstehen und durch Salz, Wasser und Licht neues Wohlbefinden und echte Vitalität zu erleben.